F. Fegeler · Medizinische Mykologie

Ferdinand Fegeler

Medizinische Mykologie in Praxis und Klinik

Mit 82 Abbildungen

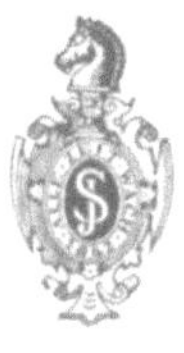

Springer-Verlag Berlin · Heidelberg · New York 1967

Professor Dr. F. Fegeler, Haut- und Poliklinik der Universität Münster

ISBN 978-3-642-87470-3 ISBN 978-3-642-87469-7 (eBook)
DOI 10.1007/978-3-642-87469-7

Softcover reprint of the hardcover 1st edition 1967

Library of Congress Catalog Card Number 67-26900.

Titel-Nr. 1441

Herrn Prof. Dr. med. P. Jordan
zum 65. Geburtstag gewidmet

Vorwort

Die Pilzkrankheiten haben in den letzten 20 Jahren erheblich an Bedeutung zugenommen. So zählt heutzutage die Epidermophytie der Zwischenzehenräume als „Zivilisationskrankheit“ zu den häufigsten Erkrankungen überhaupt. In Ländern mit schlechten sozialhygienischen Verhältnissen herrschen hingegen Kopfpilzerkrankungen, vor allem auch Trichophytien, vor.

Lange Zeit war die medizinische Mykologie, in erster Linie vertreten durch den mykologisch interessierten Dermatologen, mehr ein „Sondergebiet im Fach“. Aber auch hier ist in den letzten Jahren ein Wandel eingetreten; Aktualität und Ausbreitung sprengten diesen Rahmen. Aktuell wurde die Mykologie einerseits durch das Ausmaß, mit dem sich die Medizin die Wirksamkeit der von Pilzen produzierten Antibiotica nutzbar gemacht hat, andererseits durch die Nebenwirkungen antibiotischer Behandlung, die teils auf allergischer Basis, teils auf anthropomikrobiell symbiontischen Wechselwirkungen beruhen. Zusammen mit der erheblichen Ausbreitung, speziell der Dermatomykosen, ist die Mykologie außer für den Dermatologen und praktischen Arzt für alle Fachgebiete der Medizin bedeutsam geworden.

Im Verhältnis zur Häufigkeit und Bedeutung der Mykosen gibt es bisher kaum für den praktischen Gebrauch verwertbare Monographien. In der deutschsprachigen Literatur ist in neuerer Zeit, abgesehen von der ausführlichen Abhandlung der Mykosen in den Ergänzungsbänden des Handbuches der Haut- und Geschlechtskrankheiten, lediglich das Buch von POLEMANN erschienen; ein Atlas fehlt. In unserer „schnellebigen“ Zeit hat der Arzt in der Praxis nur selten die Muße, sich in ausführliche Abhandlungen zu vertiefen. Kurz und übersichtlich, dabei alles Wesentliche enthaltend, muß heute ein auf praktische Belange zugeschnittenes Buch sein; ein erweiterter Atlas kommt diesem Bedürfnis am weitesten entgegen. Deshalb wurde versucht, eine kurze, aber möglichst vollständige Übersicht über die Mykosen und deren aktuelle Probleme zu geben, wobei diagnostische und therapeutische Möglichkeiten für die Praxis besondere Beachtung finden.

Bei diesem Vorhaben war es selbstverständlich nicht möglich, eine für den Mykologen oder den mykologisch speziell interessierten Arzt vollständige Darstellung zu geben. Es ist daher vorgesehen, diesem ersten, in sich aber abgeschlossenen Band, einen zweiten folgen zu lassen. Dieser erste Band trägt den Belangen der praktisch ärztlichen Tätigkeit Rechnung und enthält das hierfür in Diagnose, Klinik und Therapie Wichtige. Er behandelt die in Europa vorkommenden Mykosen. Da aber außereuropäische (tropische) Mykosen infolge des näheren Zusammenrückens der Völker durch moderne Verkehrsmittel, wenn auch selten, vorkommen, werden sie kurz erwähnt.

Ausführlicher ist die Besprechung in einem weiteren Band neben den animalen Mykosen, der experimentellen Mykologie und spezieller mykologischer Probleme für den mykologisch interessierten Arzt vorgesehen.

Meiner mykologischen Mitarbeiterin, Frl. INGE BARMEYER, den Fotografinnen, Frau TEUCKE und Frl. SCHEFFEL, sowie meiner Frau und meinem Sohn Klaus danke ich für die wertvolle Mitarbeit.

Münster, Juli 1967 F. FEGELER

Inhaltsverzeichnis

Allgemeiner Teil

Spezieller Teil

Allgemeiner Teil

Einleitung

Geschichte und Entwicklung der Mykologie

Die Mykologie ist die Lehre von den Pilzen und damit ein Teilgebiet der Botanik. Soweit es sich um menschen- oder tierpathogene Erreger handelt, ist sie ein Spezialgebiet der Human- und Veterinärmedizin und interessiert mehr oder weniger alle Disziplinen, vorwiegend den Dermatologen, praktischen Arzt und Internisten, sowie den Pädiater. Aber auch Otologen, Ophthalmologen und Zahnmediziner begegnen nicht selten mykologischen Erkrankungen.

Die *Geschichte* wurde durch SCHOENLEIN mit der Entdeckung des Favuserregers, die in der Arbeit „Zur Pathogenie der Impetigines" niedergelegt ist, im Jahre 1839 begründet. SCHOENLEIN wies damit erstmalig einen *lebenden* Erreger als Ursache einer übertragbaren Krankheit nach. Im gleichen Jahr gelang LANGENBECK der Nachweis des „Soorpilzes" im Magen-Darm-Kanal eines an Typhus verstorbenen Kindes, den er für den Erreger dieser Erkrankung hielt.

Der Entdeckung SCHOENLEINs folgten in Kürze zahlreiche Veröffentlichungen über den Nachweis von Pilzen bei Krankheiten der Haut und inneren Organe. Es mangelte allerdings zunächst nicht an Fehlbeurteilungen mikroskopischer Befunde, wobei Verwechselungen elastischer Fasern mit Pilzfäden eine besondere Rolle spielten. Hierdurch glaubte man, auch bei anderen „nicht favösen" krustösen Hauteruptionen Pilze als Erreger gefunden zu haben, so daß Zweifel an der Pilznatur der entdeckten fadenartigen Gebilde auftraten. Trotzdem setzte sich die Ansicht SCHOENLEINs schnell durch. Insbesondere war die Arbeit GRUBYs im Jahre 1841 „Sur une végétation qui constitue la vraie teigne", ebenso wie die Arbeiten von MALMSTEN 1845 — seine Bezeichnung Trichophyton tonsurans für einen Pilz, den er bei „Herpes squamosus" fand, ist bis heute gebräuchlich geblieben — mitbestimmend für die Grundlegung des neuen Forschungszweiges der *Mykologie.*

Die Erkenntnis GRUBYs über das Vorhandensein mehrerer Trichophytonarten — von ihm waren bereits ektothrix und endothrix wachsende Pilze erkannt und der Name Mikrosporon Audouini geprägt worden — geriet allerdings bald wieder in Vergessenheit. 1855 vertrat der Wiener Altmeister der Dermatologie HEBRA die Ansicht, die Erreger des Favus, des Herpes tonsurans und der Pityriasis versicolor seien nur verschiedene Entwicklungsformen ein und desselben Pilzes. Dieses „Dogma" von der *Unität* der Dermatophyten hemmte jedoch die weitere Entwicklung der Mykologie nicht. Das Suchen nach neuen pilzbedingten Erkrankungen und die Bemühungen um die Aufklärung ätiologischer Zusammenhänge gingen weiter. Autoren, die uns aus anderen Arbeitsgebieten bekannt sind, machten sich seinerzeit auch in der Mykologie einen Namen. Es waren z. B. BAZIN, der 1854 die Bartflechte als Pilzerkrankung erkannte, KÖBNER, der sich

1864 Verdienste durch die Aufklärung des Übertragungsmodus der Pilze erwarb. Die Übertragbarkeit als solche war jedoch vorher von GRUBY im Selbstversuch festgestellt worden.

In der zweiten Hälfte des vorigen Jahrhunderts wurde die Aufmerksamkeit von der in voller Entwicklung stehenden Mykologie durch die Entdeckungen von PASTEUR und KOCH vorübergehend abgelenkt. Demonstrationen der ersten *Aspergillose* innerer Organe durch VIRCHOW und der ersten generalisierten *Moniliasis* mit Befall des Zentralnervensystems durch ZENKER erschienen gegenüber den grundlegenden bakteriologischen Arbeiten PASTEURS und KOCHS von untergeordneter Bedeutung. Aber bereits um die Jahrhundertwende erhielt die Mykologie durch die Pionierarbeiten des Pasteur-Schülers SABOURAUD, besonders durch seine viel beachtete Monographie „Les teignes", einen neuen Auftrieb. Von ihm stammt die erste brauchbare *Systematik* der Dermatophyten, die der weiteren mykologischen Forschung in der Medizin als Grundlage gedient hat.

Aber auch andere aus Deutschland und der Schweiz zu Beginn des 20. Jahrhunderts bekanntgewordene, klinisch tätige Mykologen — fast ausschließlich Dermatologen — verdienen nicht weniger Beachtung. Es seien nur einige der geläufigsten Namen hier aufgeführt: H. C. PLAUT gründete ein berühmtes Pilzforschungsinstitut in Hamburg-Eppendorf, PLATO und A. NEISSER führten bereits 1902 *Hauttestungen* mit Extrakten aus Trichophytonarten durch. J. JADASSOHN beobachtete 1912 ein im Verlauf von Kerion Celsi auftretendes lichenoides Exanthem und wies damit erstmalig auf das Vorkommen von *Mykiden* hin. BRUHNS u. ALEXANDER, GRÜTZ sowie BRUNO BLOCH machten sich um die tierexperimentelle Mykologie verdient. BLOCH bemühte sich insbesondere um die wichtige weitere Aufklärung der *allergischen* Vorgänge bei Hautpilzerkrankungen.

Um die Jahrhundertwende wurden auch die ersten bedeutenden Arbeiten über die selteneren *Blastomykosen* und die *Sporotrichose* bekannt. BUSSE berichtete 1894 und BUSCHKE 1899 über die europäische Blastomykose (Cryptococcose), GILCHRIST über die nordamerikanische Blastomykose, SCHENCK 1900 und BEUERMANN 1912 über die Sporotrichose und A. LUTZ 1908 und SPLENDORE 1909 über die südamerikanische Blastomykose.

Die vorherrschende Lokalisation von Pilzerkrankungen an der *Haut* und den *Schleimhäuten*, die besondere Technik der Pilzentnahme, spezielle Laboratoriumsuntersuchungen, vor allem auch die Züchtung der Pilze machten die medizinische Mykologie frühzeitig zu einem *besonderen* Forschungsgebiet, das im allgemeinen sowohl hinsichtlich klinischer als auch wissenschaftlicher Belange getrennt von der Bakteriologie durch den Dermatologen oder dermatologisch geschulten Arzt vertreten wurde. Mykosen *innerer* Organe, z. B. des Zentralnervensystems oder der Lungen, kamen in Europa selten zur Beobachtung. Hierdurch blieben in anderen Fachdisziplinen vielen Ärzten Pilzerkrankungen nahezu unbekannt. Zumindest erschienen sie von völlig untergeordneter Bedeutung, denn abgesehen von ihrer Abhandlung in Handbüchern wurde nur gelegentlich, vorwiegend in kasuistischen Mitteilungen, auf sie hingewiesen. So lagen die Verhältnisse etwa noch bis 1950.

Nach dem zweiten Weltkrieg *mehrten* sich die Beobachtungen über das Auftreten von Pilzerkrankungen *innerer* Organe. Eine Zunahme von Pilzerkrankungen der Haut war den Dermatologen aber schon nach dem ersten Weltkrieg aufgefallen. Ähnlich wie damals wurden auch jetzt in erster Linie die kriegs- und nachkriegsbedingten Verhältnisse (z. B. Mangel an ärztlicher Fürsorge, an Reinigungsmitteln und Waschräumen, vermehrtes Schwitzen bei Dystrophikern u. a.) verantwortlich gemacht. Zweifellos trifft dies für die Dermatomykosen größtenteils zu, wenn auch andererseits gerade gewisse Einrichtungen moderner Hygiene, wie Baderoste und Waschkauen, bei der Übertragung der Epidermophyten eine bedeutende Rolle spielen. Die Mitteilungen über gehäuft auftretende Mykosen der Schleimhäute und innerer Organe stammten aber aus Ländern, die vom Kriege oder von seinen unmittelbaren Folgen verschont geblieben waren, vor allem aus Amerika und der Schweiz. Dies ließ bald den Gedanken aufkommen, daß ein Zusammenhang mit den in diesen Ländern zuerst angewandten *Antibiotica* — bekanntlich von Pilzen oder Streptomyceten stammende Wirkstoffe — bestehen müßte. Hierdurch wurde die Mykologie auch für *andere* Fachdisziplinen, insbesondere für den Internisten, bedeutsam.

Zu dieser Zeit war das *Penicillin* (nach der ersten klinischen Erprobung durch CHAIN, FLOREY u. a., 1940) bereits einige Jahre allgemein Mittel der Wahl zur Bekämpfung bakterieller Infektionen geworden. Es gab bald kaum eine Erkrankung, bei der nicht Penicillin zumindest versucht worden war, zumal es auch Wirkungen zeigte, die mit dem antibiotischen Effekt allein nicht zu erklären waren. Aber die Penicillinbehandlung erwies sich nicht als völlig gefahrlos, denn schon 1943 wurden von KIEFER und von LYONS über *Nebenwirkungen* allergischer Art berichtet, und bereits 1 Jahr später wurden Ansichten laut, daß für das Auftreten derartiger Nebenwirkungen offenbar den *Pilzerkrankungen* der Haut im Sinne *parallergischer* Vorgänge eine besondere Bedeutung zukomme.

Mit der Einführung des Streptomycins und der sog. *Breitspektrumantibiotica* in den nachfolgenden Jahren (Chloromycetin, Tetracycline) sah sich die Medizin neuen Problemen gegenüber, den mittelbaren Folgen, die eine Vernichtung der für den Organismus lebenswichtigen Symbionten nach sich zog. Daß diesen physiologischerweise auf der Haut und den Schleimhäuten vorkommenden Keimen eine lebenswichtige Funktion zukommt, war dem Begründer der Bakteriologie PASTEUR schon im Jahre 1885 bekannt und konnte 10 Jahre später durch experimentelle Untersuchungen von NUTTAL und THIERFELDER bestätigt werden. Lange Zeit hatte man jedoch keinen Anlaß, diesen Tatsachen bei der Therapie eine ernste Bedeutung beizumessen. Das Bestreben der Chemotherapie, aus der sich die Behandlung mit Antibiotica entwickelt hat, war ja anfangs darauf gerichtet, eine *gezielte* Behandlung gegen pathogene Mikroorganismen durchzuführen. EHRLICH, der die Chemotherapie 1909 begründete, sah in ihr eine Wissenschaft, die sich mit der Auffindung und Erprobung von *spezifisch* auf die Infektionserreger wirkenden chemischen Körper zu befassen hat. Im Idealfall, der Therapia magna *sterilisans*, sollte möglichst ohne Schaden für den Organismus, aber auch ohne Rücksicht auf seine Mitwirkung, in *einer* therapeutischen Sitzung (primo ictu) der pathogene Erreger vernichtet werden. Inzwischen ist die Chemotherapie durch die Einführung der Sulfonamide und Antibiotica andere Wege gegangen. Bei der Entwicklung neuer chemotherapeutisch wirksamer Präparate hat man heute Substanzen mit bloßer Desinfektionswirkung von vornherein aus weiteren Versuchen ausgeschaltet, da alle diese Substanzen Eiweiß fällen. Sie werden im Organismus in Gewebseiweißkörpern fixiert (DOMAGK) und schädigen hierdurch wichtige Zellsysteme, insbesondere auch die Leukocyten und Histiocyten. Damit wird der Organismus in seiner natürlichen Infektionsabwehr geschwächt, auf dessen Mitwirkung aber bei den im allgemeinen nur *bakteriostatisch* wirkenden Sulfonamiden und Antibiotica nicht verzichtet werden kann. Diese Überlegung gab z. B. auch Veranlassung, Antibiotica mit unspezifischen Reizkörpern zu kombinieren.

Die *Gefahr*, die dem Organismus durch die Vernichtung wertvoller *Symbionten* bei der Antibioticatherapie erwächst, ist bis heute nicht beseitigt. Diese Symbionten stellen einerseits durch Bildung *autochthoner* Antibiotica, andererseits durch Bildung lebensnotwendiger *Vitamine* einen wesentlichen Faktor für die Abwehr des Organismus gegen Infektionen dar. Im heutigen Sinne kann eine Therapie mit chemotherapeutischen Mitteln und Antibiotica wohl nur dann als ideal bezeichnet werden, wenn sie den Organismus bei größtmöglicher Schonung seiner eigenen Abwehrfunktion gegen die Infektionserreger unterstützt. Eine in dieser Richtung maximal ausgerichtete Behandlung mit Chemotherapeutica und Antibiotica könnte man als ,,Therapia magna *adjuvans*" bezeichnen.

Aber auch dieses Ziel ist nicht erreicht, solange z. B. die Behandlung mit Breitspektrumantibiotica zwangsläufig zur Vernichtung wertvoller Symbionten führt. Hieraus erwächst dem Organismus die Gefahr der *Superinfektion* durch Bakterien und Pilze, und zwar durch *primär* resistente oder durch im Verlauf der antibiotischen Behandlung infolge Selektion, Mutation oder Adaptation *sekundär* resistent gewordene Keime. Die Folge war ein Wandel klassischer Krankheitsbilder (Pathomorphose), die zur Ausweitung der Pathologie der Therapie durch die Antibiotica und Chemotherapeutica führte, zwei Probleme, die zweitweise Hauptthemen auf Kongressen darstellten.

Trotz dieser teilweise gefährlichen Nebenwirkungen besteht kein Zweifel, daß die Sulfonamide und Antibiotica einen ungeahnten Fortschritt in der Therapie der Infektionen darstellen, auf den natürlich nicht verzichtet werden kann. Die Ansichten über den Umfang der Nebenwirkungen sind geteilt, an ihrer Existenz zweifelt jedoch niemand. Wie so oft in der Medizin genügt es meistens, Art und Ursache derartiger Nebenwirkungen zu kennen. Hiermit ist dann bereits eine wesentliche Voraussetzung ihrer Bekämpfung oder Verhütung gegeben.

Die Mykologie ist weit weniger als die Bakteriologie ein in der grundsätzlichen Entwicklung abgeschlossenes Gebiet. Wer sich mit ihr befaßt, wird in der Literatur immer wieder auf noch schwebende und ungeklärte Fragen stoßen. Diese fangen bereits bei der Systematik der Pilze an, und man muß der Ansicht mancher Ärzte recht geben, daß die Mykologie bisher deshalb so wenig Freunde gefunden hat, weil die Materie schwierig ist und bereits die Nomenklatur der Pilze große Unstimmigkeiten aufweist. Nicht zuletzt ist dies auf unterschiedliche Methoden der Züchtung und Artbestimmung zurückzuführen.

Das darf jedoch kein Grund dafür sein, von einer Orientierung über dieses wichtige Spezialgebiet der Medizin abzusehen. Das für die Praxis Notwendige läßt sich ohne Schwierigkeiten anschaulich darstellen, worauf sich auch der vorliegende Band beschränken soll. Gelegentliche Hinweise auf die Problematik sollen lediglich das allgemeine Interesse für dieses Spezialgebiet wecken und zum weiteren Studium anregen.

I. Mykologische Begriffe (Auswahl)

Aleuriospore	kleine terminale oder seitenständige Mikroconidie
Arthrosporen	fragmentierte Hyphen
Ascospore	Spore im Ascus (sexuelle Fortpflanzung)
Auxanogramm	Bestimmung von Hefen durch Zuckerfermentation
Ballistospore	Schleuderspore
Blastomyceten	Sproßpilze (Hefen)
Chlamydospore	doppelwandige Dauerspore (z. B. bei Candida albicans)
curling factor	spiralige Aufrollung von Mycelfäden unter Antibioticaeinwirkung
ektothrix	an der Außenseite der Haare liegend
endothrix	in den Haaren liegend
filamentös	fadenförmig
Fungi imperfecti	Pilze mit asexueller Fortpflanzung (fast alle pathogenen Pilze)
fusiform	spindelförmig
Genus	Gattung
Hyphen	Pilzfäden
Conidie	asexuelle Spore
Luftmycel	aus dem Nährboden herausragendes vegetatives Mycel
Makroconidium	große Spore (Spindelspore)
Mikroconidium	kleine Spore (rund, oval, birnenförmig)
Mosaikfungi	Pseudopilze (Fettsubstanzen bei Untersuchung im Nativpräparat)
Mycel	Hyphengeflecht
Pleomorphismus	degeneratives Stadium bei Dermatophyten in der Kultur
Pseudomycel	bei Hefen vorkommendes, aus länglichen Zellen bestehendes Mycel
Raketthyphen	keulenförmig aufeinandersitzende Hyphen
Ringworm	Pilzflechte (angloamerikanische Bezeichnung)
Saprophyt	von totem organischem Material lebender Pilz (Mikroorganismus)
Species	Art
Sporangium	Sporenbehälter
Spore	sexuell oder asexuell entstandene Keimzellen mit widerstandsfähiger Hülle
Taxonomie	systematische Ordnung (Klassifikation)
Thallophyten	Pflanzen, die einen Thallus, einen (nicht aus Blättern, Stamm, Wurzel bestehenden) einfachen ungegliederten Vegetationskörper besitzen (Pilze, Bakterien, Algen, Flechten)
Thallospore	direkt aus den Mycelfäden gebildete Spore
Tinea	(lat. Motte) Pilzflechte
vegetativ	Wachstum oder Ernährung betreffend
vegetatives Mycel	reproduktives, im Nährstoff sitzendes Mycel, Gegensatz zu Luftmycel

II. Diagnostische Methoden

Sicherlich kann in manchen Fällen der Erfahrene bereits klinisch die Diagnose einer Pilzerkrankung stellen, vor diagnostischen Irrtümern ist aber auch er dabei nicht sicher. Daher sollte die Verdachtsdiagnose zumindest durch eine mikroskopische Untersuchung (Nativpräparat) bestätigt werden, wobei oft schon die Entscheidung möglich ist, ob eine Infektion durch Faden- oder Sproßpilze vorliegt. Zur genaueren Bestimmung des Erregers ist allerdings immer eine Kultur erforderlich. Auch für die moderne Therapie mit antimykotisch wirksamen Antibiotica ist dies notwendig, da nahezu sämtliche Antibiotica entweder nur auf Faden- oder Sproßpilze wirksam sind.

Nativpräparat

Wichtig ist bei allen mykologischen Untersuchungen die *richtige* Entnahme des Untersuchungsmaterials. Um Fehlbeurteilungen durch saprophytäre, auf der Haut vorhandene Pilze (meistens Schimmelpilze) zu vermeiden, reinigt man am besten die Entnahmestelle (Haut oder Nägel) mit Benzin oder Alkohol. Verdächtige *Hautschuppen* müssen vom Rande entnommen werden, pilzinfizierte *Haare* fallen durch Glanzverlust auf, sie lassen sich leichter als gesunde mit der Pinzette entfernen. Bei der Mikrosporie können erkrankte Haare unter dem Woodlicht (s. S. 14) besser erkannt werden. In den *Nägeln* findet man die Pilze in der veränderten Nagelsubstanz selbst oft besser als in den subungualen Hornmassen.

An *Instrumentarium* wird benötigt: Skalpell, Nagelschere, Epilationspinzette, Uhrglasschälchen, Petrischale oder ein anderes verschließbares Glasgefäß für die feuchte Kammer, Objektträger, Deckgläschen, dazu 10—30%ige Kalilauge (Abb. 1).

Methode. Nach Säuberung der Untersuchungsstelle mit Alkohol sammelt man am besten zunächst die entnommenen Hautschuppen, Nagelpartikel oder Haare

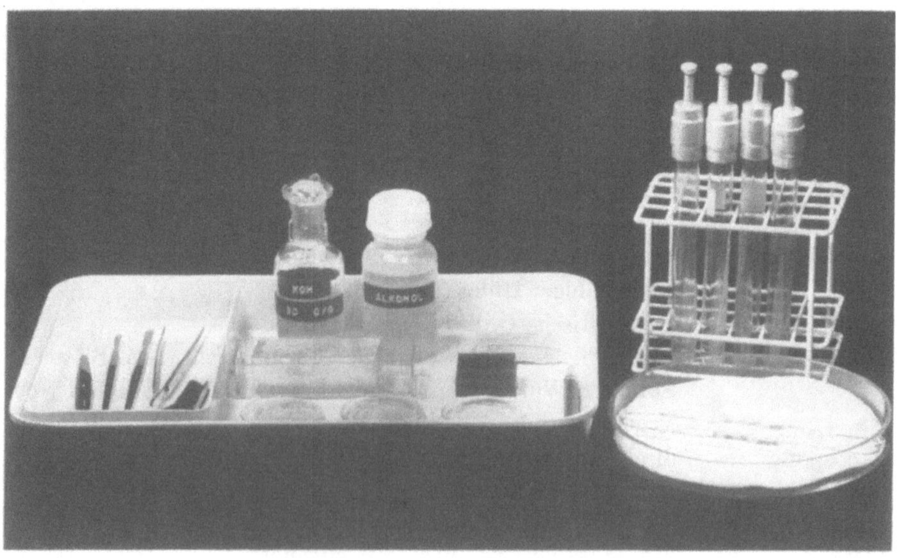

Abb. 1. Instrumentarium für die Pilzdiagnostik

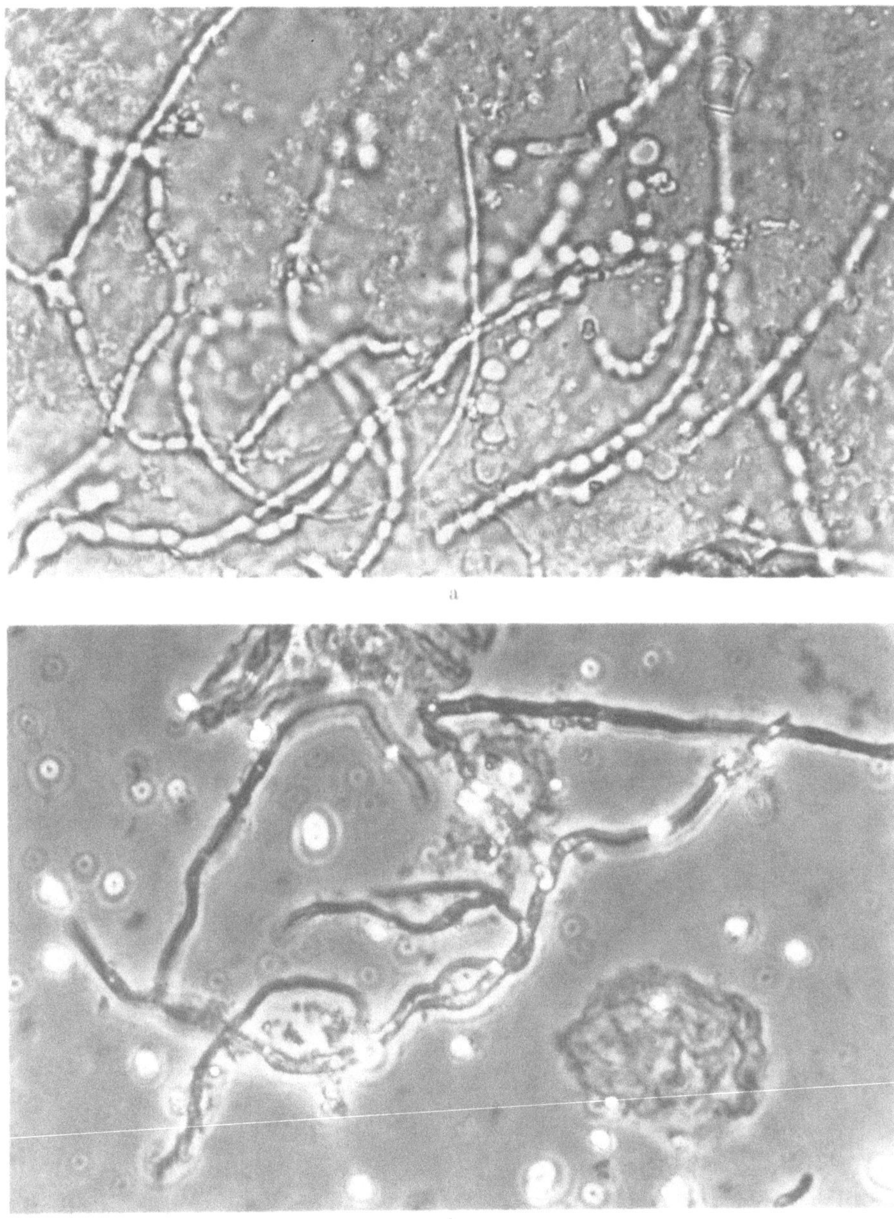

Abb. 2. a Mycelfäden im Nativpräparat (Kalilauge). b Im Phasenkontrastbild

auf einem Uhrglasschälchen. Teile des zu untersuchenden Materials werden vom Uhrglasschälchen auf einen sauberen Objektträger gebracht, mit 1—2 Tropfen 10—30%iger Kalilauge und einem Deckgläschen bedeckt (vermeide Luftblasen!). Nach Einbringen des Objektträgers in die feuchte Kammer kann die Untersuchung nach $^1/_2$—24 Std vorgenommen werfen. Ist eine sofortige Diagnose

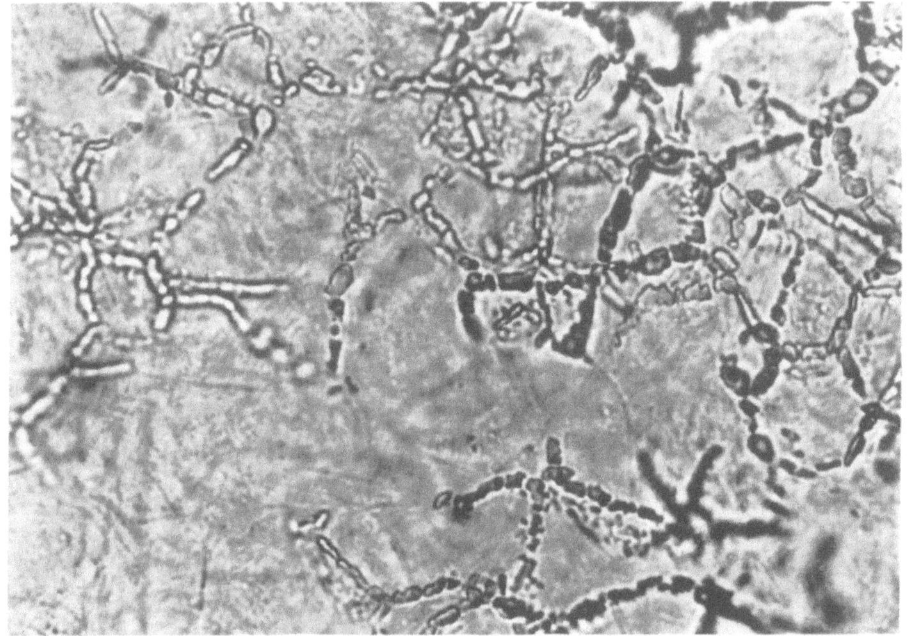

Abb. 3. Mosaikfungi

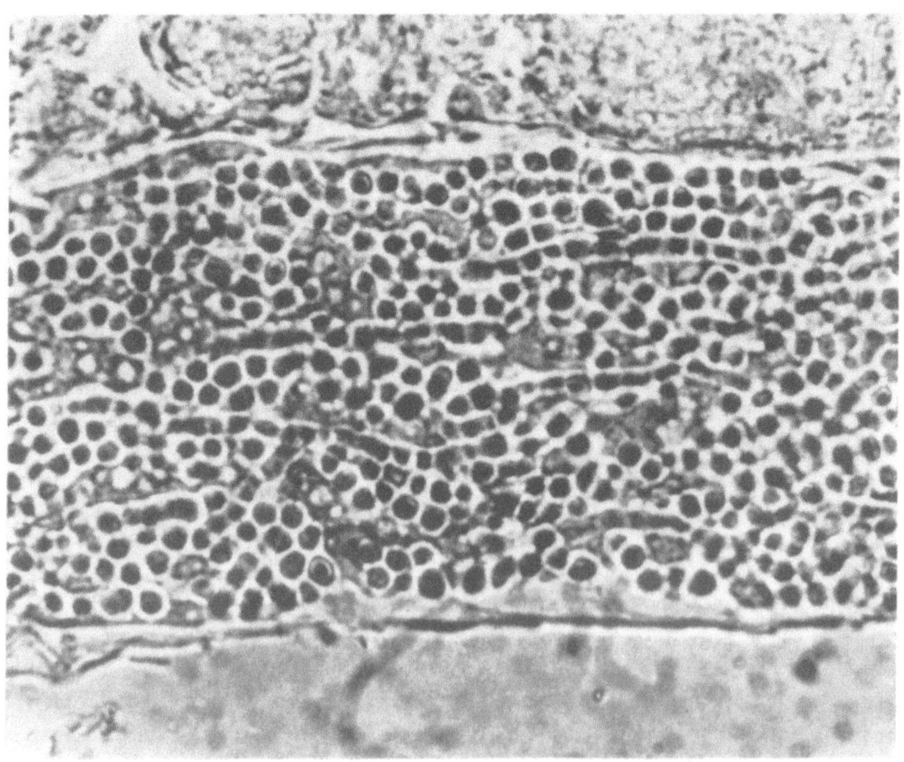

Abb. 4. Sporen und septierte Mycelfäden im Haar

erwünscht, erhitzt man das Präparat über einer kleinen Flamme bis zur Blasenbildung. Nach Andrücken des Deckgläschens und Abtupfen der überschüssigen Kalilauge mit Zellstoff kann die Untersuchung im abgeblendeten Hellfeld (Vergr. 1:100 bis 1:450) oder in Phasenkontrastbeleuchtung vorgenommen werden. Nur bei Verdacht auf Vorliegen eines Erythrasma empfiehlt sich außerdem eine Untersuchung mit Ölimmersion.

Je nach Art des Pilzes findet man mehr oder weniger septierte, oft verzweigte, doppelkonturierte Mycelfäden oder Sporen (Abb. 2a). Besonders deutlich tritt dies auch im Phasenkontrastbild hervor (Abb. 2b). Eine Verwechslung ist mit Luftbläschen, Wasser- oder Öltropfen, elastischen Fasern und besonders mit Mosaikfungi (Abb. 3), speziell bei Entnahme an Handtellern und Fußsohlen, möglich. Bei den Mosaikfungi handelt es sich um oxydierte fettartige Substanzen. Sie liegen netzartig um die Epithelien. In den Haaren (endothrix) oder an den Haaren (ektothrix) findet man Mycelfäden bzw. Sporen (Abb. 4), die bei der Mikrosporie wie „Nüsse im Sack" liegen, beim Favus oft mit Luftbläschen vermischt sind. Eine Artdiagnose ist auf diese Weise nur selten möglich.

Färbeverfahren[1]

Eine Färbung der Pilze ist für die Praxis kaum notwendig. Lediglich bei Anfertigung eines *Abriß*präparates, das sich bei Untersuchung auf Malassezia furfur (Pityriasis versicolor) und Nocardia minutissima (Erythrasma) bewährt hat, ist eine Färbung (PAS) zweckmäßig. Hierfür verwendet man einen Klebestreifen (Tesafilm D Nr. 5009), den man auf die verdächtige Hautstelle aufdrückt, sofort wieder abreißt und auf einen Objektträger aufklebt. Ohne Schwierigkeiten sind nach der Färbung die immer in großer Zahl vorhandenen Mycelfäden zu erkennen (Abb. 5).

Färbung (PAS)

10 min 5%ige wäßrige Perjodsäurelösung;
2 min waschen in fließendem Leitungswasser;
15 min Schiff-Reagens (rote Farbstoffbildung);
10 min 2%ige wäßrige Thioninchloridlösung;
2 min waschen in fließendem Leitungswasser.

Gröbere an Filmstreifen haftende Schuppen werden vor der Färbung mit 10%iger Kalilauge bis zur halbgelatinösen Konsistenz aufgeweicht. Danach Absaugen der überschüssigen Lauge mit Filterpapier.

Tuscheausstrich nach Burri. Er dient zur Darstellung der Kapseln (Schleimhülle) von Cryptococcus neoformans. Hierfür wird das zu untersuchende Material auf einen Objektträger mit einem Tropfen physiologischer Kochsalzlösung und schwarzer Tusche vermischt und wie ein Blutausstrich ausgestrichen. Nach Lufttrocknung werden die Schleimhüllen gut sichtbar, die allerdings nicht immer bei allen Cryptokokken vorhanden sind (Abb. 6).

Färbung mit Parkertinte. In der Tinte sind Diaminostilbendisulfonsäure in Kombination mit 1-Amino-8-naphthol-2,5-disulfonsäure und 0,67% NaOH

[1] Weitere s. bei Götz: Ergänzungsband IV/3 zum Handbuch der Haut- und Geschlechtskrankheiten. Berlin-Göttingen-Heidelberg: Springer 1962.

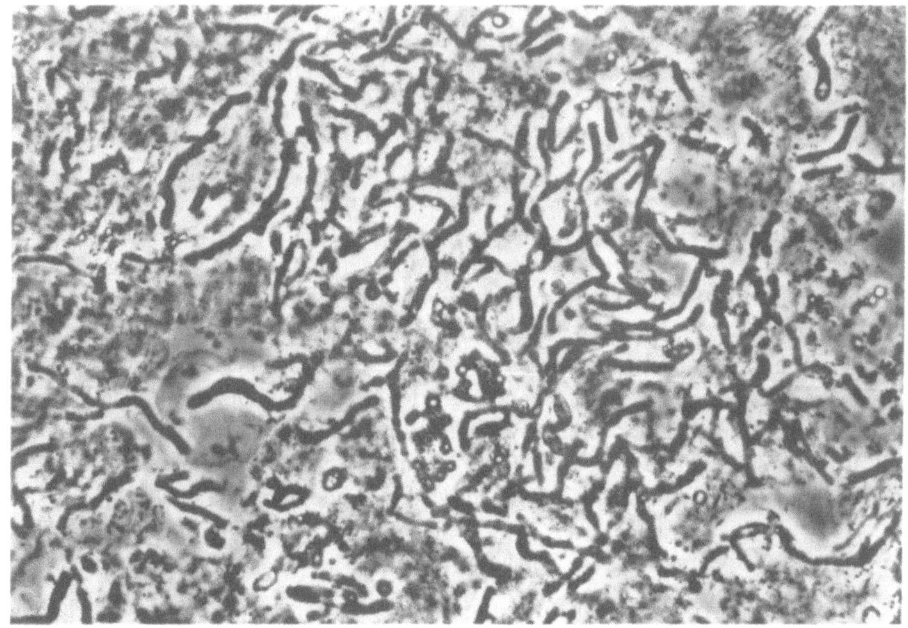

Abb. 5. Mycelfäden von Malassezia furfur im Abrißpräparat (Phasenkontrastbeleuchtung)

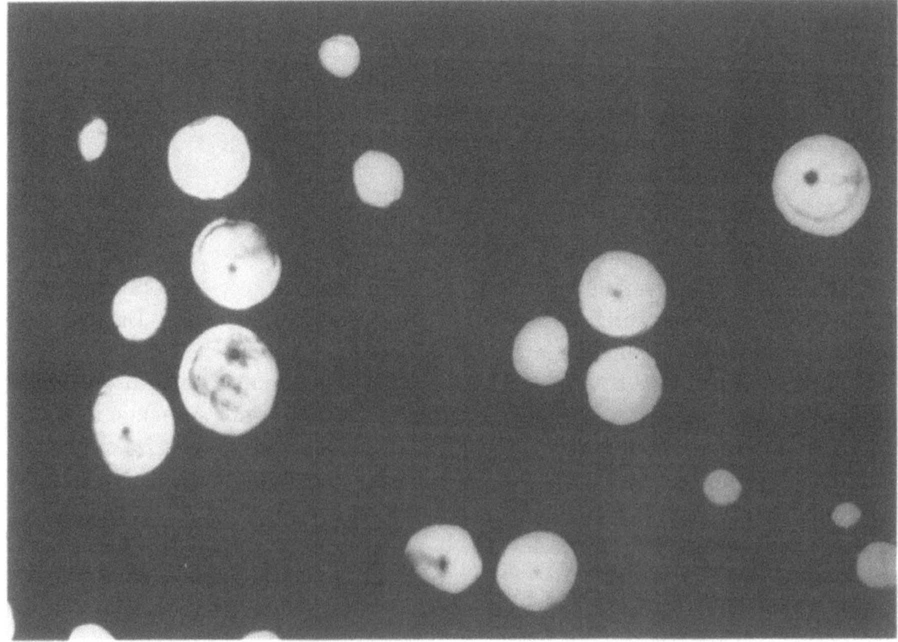

Abb. 6. Cryptococcus neoformans (Tuschepräparat)

enthalten. Durch die leicht bläuliche Färbung der Mycelfäden und Sporen wird die Erkennung etwas erleichtert. Verwechslung z. B. mit Textilfasern sind aber nicht ausgeschlossen.

Herstellung der Farblösung

Kalilauge	5,0
Parker Superchrome Blue Black 51	45,0

2—3 Tropfen zu dem Pilzpräparat auf den Objektträger geben. Leicht erhitzen und überschüssige Lösung durch Filterpapier absaugen.

Kultur

Für die genaue Artbestimmung ist die Züchtung des Erregers Voraussetzung. Leider ist es bisher in der Mykologie noch nicht gelungen, sich auf *einen Diagnostikagar* zu einigen, was für die *gleichmäßige* Artbestimmung der Pilze sehr wichtig wäre. Die primäre Anzüchtung geschieht im allgemeinen in Schrägagarröhrchen. Petrischalen sind hierfür nicht so geeignet, weil hier eine sekundäre Verunreinigung weit häufiger ist. In Deutschland am meisten verwendete Nährböden sind:

Malzagar (*nach* GRÜTZ)

Nervinamalz	80,0 g
Pepton (Knoll)	5,0 g
Agar-Agar	18,0 g
Aqua dest.	1000,0 ml

Oft wird diesem Grütz I-Agar noch Glycerin (5,0) und NaCl (5,0) hinzugegeben und dann als Grütz III-Agar bezeichnet.

Hamburg-Agar (*nach* KIMMIG)

Pepton „Witte"	5,0 g
Glycerin	5,0 g
NaCl	5,0 g
Glucose	10,0 g
Standard II, Nährbouillon Merck .	15,0 g
Agar-Agar	30,0 g
Aqua dest.	1000,0 ml

Maismehl-Agar (zur Anregung der Farbstoffbildung)

Gelbes Maismehl	62,5 g
Agar-Agar	20,0 g
Aqua dest.	1000,0 ml

Cycloheximidagar

Glucose	10,0 g
NaCl	5,0 g
Mycopepton	5,0 g
Agar-Agar	20,0 g
Aqua dest.	1000,0 ml

(Nach Sterilisieren des Basalagars wird Penicillin 40 E/ml, Streptomycin 40 γ/ml und Cycloheximid 0,1—0,5 mg/ml hinzugegeben.)

Der Cycloheximidagar hat sich für die Züchtung von Dermatophyten bewährt, da durch den Penicillin- und Streptomycin-Zusatz (auch andere Antibiotica können zugesetzt werden) das saprophytäre Begleitwachstum der Bakterien und durch den Cycloheximidzusatz das besonders störende Begleitwachstum von Schimmelpilzen weitgehend verhindert wird (Abb. 7). Dieser Nährboden mit selektiv wachstumshemmenden Substanzen stellt einen besonderen Fortschritt in der mykologischen Diagnostik dar. In neuerer Zeit gibt es auch verschiedene Fertigagar im Handel, z. B. Glucose-Pepton-Agar bzw. Bouillon nach SABOURAUD (E. Merck, Darmstadt), Sabouraud-Dextrose-Maltose-Agar (Satorius-Membranfilter GmbH-Göttingen) sowie Mycoselagar mit Zusatz von Cycloheximid und Chloramphenicol. Auch sie lassen sich für die kulturelle Diagnostik verwenden. Allerdings besteht die Gefahr, daß aus Konkurrenzgründen mit der Zeit das Gegenteil von dem eintritt, was zu wünschen wäre, eine Vielzahl statt eines einzigen Diagnostikagars.

Mikrokultur. Für spezielle diagnostische Untersuchungen sowie für wissenschaftliche Zwecke hat sich die Mikrokultur mit verschiedenen Nährböden bewährt. Hierfür verwendet man einen einfachen, einen hohlgeschliffenen Objektträger oder aber auch eine Petrischale, in der der Nährboden dünn ausgegossen wird. Besondere Eigenarten einzelner Stämme sind vom Tage nach dem Wachstumsbeginn fortlaufend unter dem Mikroskop zu beobachten (Abb. 8).

Dauerkulturen (mykologische Sammlung). Für die Aufbewahrung von Pilzstämmen haben sich nährstoffarme Nährböden (z. B. der Sabouraud-Pepton-Agar) bewährt. Zu Demonstrationszwecken von Dauerkulturen werden vielfach Glaskolben verwendet. Eine zweckmäßige Aufbewahrungsmethode für die mykologische Sammlung ist die Gefriertrocknung, die von uns seit Jahren durchgeführt wird. Sehr wertvoll ist die Methode für wissenschaftliche Untersuchungen (z. B. zur Überprüfung der Resistenzzunahme von Pilzen gegen Antibiotica: Griseofulvin, Moronal, Amphotericin B u. a.).

Serologische Methoden

Im Rahmen der Diagnostik der Dermatomykosen haben serologische Untersuchungen keine besondere Bedeutung erlangt. Aus wissenschaftlichen Fragestellungen wurden gelegentlich verschiedene Methoden (Komplementbindung, Agglutination, Präcipitation, Serumhemmung) angewandt. Seit der Zunahme der Organmykosen durch bedingt pathogene Pilze (Schimmel und Hefen) im Verlauf der Antibioticatherapie und bei außereuropäischen Mykosen hat die serologische Diagnostik wieder stärkere Bedeutung erlangt. Im allgemeinen bleibt sie aber speziell den hierfür eingerichteten serologisch-mykologischen Laboratorien vorbehalten[1].

Hauttestungen

Intracutane Testungen mit Pilzextrakten, speziell mit dem am häufigsten verwendeten *Trichophytin*, sind in ihrem Aussagewert umstritten. Als ergänzende

[1] Vgl. SEELIGER, H. P. R.: Mykologische Serodiagnostik.

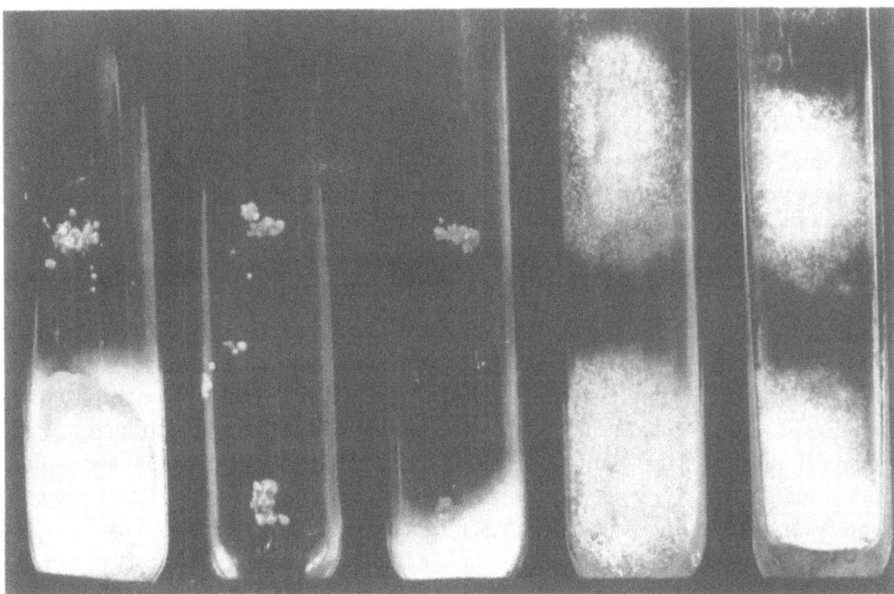

Abb. 7. Reinkultur von Tr. mentagrophytes auf Cycloheximidagar rechts, Wachstum von Bakterien, Hefen und Schimmelpilzen auf Grützagar links bei Überimpfung gleichen Materials

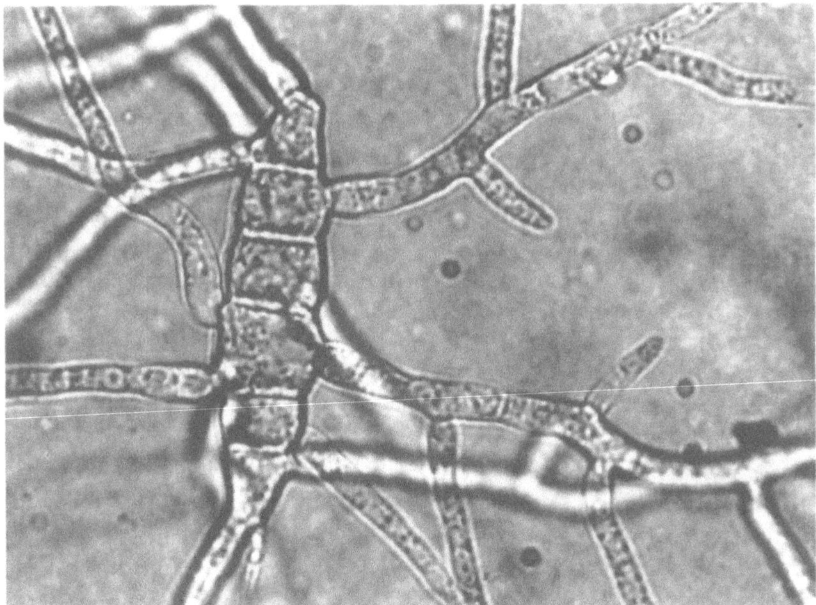

Abb. 8. Makroconidie mit auskeimendem Mycel in einer Mikrokultur

Untersuchungsmethode und zur Feststellung der Immunitätslage ist die Trichophytinreaktion aber auch bei den Dermatomykosen von Wert und bei tiefer Trichophytie praktisch immer positiv. Hierbei hat sie zur Steigerung der Antikörperbildung therapeutisches Interesse. Nur bei den teils endemisch vorkommenden, außereuropäischen Mykosen haben Hautteste diagnostische Bedeutung (vgl. dort). Wissenschaftlich von Interesse sind selbst hergestellte Antigene mit speziellen Antigenanteilen.

Tierversuche

Sie sind aus diagnostischen Gründen praktisch ohne wesentliche Bedeutung. Auf sie wird, da sie vorwiegend wissenschaftliches Interesse haben, in einem weiteren Band näher eingegangen.

Woodlicht (Fluorescenzuntersuchung)

Die Untersuchung im Woodlicht hat sich als einfaches und speziell für Reihenuntersuchungen geeignetes Verfahren bei der Mikrosporie bewährt. Besonders handlich ist ein Koffer-Quarzlampengerät von der Quarzlampengesellschaft Hanau. Die Untersuchung wird im verdunkelten Raum vorgenommen. Nach kurzer Adaptation sieht man die erkrankten Haare im Fluorescenzlicht grünlich aufleuchten. Schuppen zeigen demgegenüber einen gelben Farbton. Bei einigen anderen Pilzerkrankungen zeigen die Schuppen und Haare graugrüne, grauweiße oder rötliche Fluorescenz. Dies hat jedoch keine große diagnostische Bedeutung.

Einsenden von Untersuchungsmaterial

Läßt sich eine Untersuchung nicht in der Praxis oder Klinik durchführen, was für die besondere Artbestimmung oder spezielle immunologische Untersuchung bzw. Resistenzbestimmungen meistens der Fall ist, so muß das Untersuchungsmaterial an ein mykologisches Laboratorium eingesandt werden. Begleitschreiben und Versandmaterial sind auf Anforderung erhältlich. Bei Einsendungen für Resistenzbestimmungen sollte vermerkt werden, ob bereits eine Vorbehandlung stattgefunden hat. Das Ergebnis der Direktuntersuchung kann in wenigen Tagen (telefonisch eventuell am gleichen Tage), das kulturelle Ergebnis je nach Art des Erregers in 1—3 Wochen erwartet werden. Folgendes ist bei der Einsendung zu beachten:

1. Hautschuppen. Entnahmestelle mit 70%igem Alkohol oder Benzin reinigen, um an der Oberfläche haftende Schimmelpilzsporen zu entfernen, vom Rande des Herdes Schuppen mit der Pinzette abheben oder mit dem Skalpell abschaben. Die in einem Uhrglasschälchen oder in einer Petrischale aufgefangenen Schüppchen werden in sauberes Papier verpackt oder in einem Versandröhrchen bzw. Plastiktütchen eingeschickt. Mit Klebestreifen (Tesafilm D, Nr. 5009, Beiersdorf, Hamburg, Klebstoff löst sich nicht in Alkohol oder Perjodsäure, was für die PAS-Färbung wichtig ist) können auch Abrißpräparate eingesandt werden. Hierbei wird der Klebestreifen auf die erkrankten Partien aufgedrückt, abgezogen, auf einen sauberen Objektträger aufgeklebt und zur Untersuchungsstelle eingeschickt. Es können auf diese Weise viele Präparate hergestellt werden, jedoch ist eine kulturelle Untersuchung nicht möglich. Dieses Verfahren eignet sich besonders für die Diagnose der Pityriasis versicolor und des Erythrasma, deren Erreger ohnehin nicht züchtbar sind.

2. Haare, Nägel. Haare werden mit der Pinzette epiliert, Nägel wie Hautschuppen vorher gereinigt, danach die verdächtigen Teile mit einer Nagelschere abgeschnitten oder besser mit dem Skalpell oder Objektträger abgeschabt. Bei

Vorliegen subungualer Hyperkeratosen sollten auch diese abgeschabt und eingesandt werden.

3. Sputum, Eiter, Exsudate, Exkrete, Blut, Liquor, Punktate und Gewebe werden — wie üblich — in sterilen Versandgefäßen eingesandt. Zweckmäßigerweise werden auch gleichzeitig Ausstriche angefertigt. Bei Einsendung von Gewebe ist zu beachten, daß dieses entweder nur in physiologischer Kochsalzlösung oder zur Hälfte in NaCl und zur anderen Hälfte in Formalin eingesandt wird. In Formalin gewesene Gewebsstückchen können nicht mehr kulturell untersucht werden.

4. Material zur Resistenzbestimmung. Hierbei muß die Einsendung möglichst steril erfolgen. Die Mitteilung des Ergebnisses kann unter Umständen mehrere Wochen dauern. So benötigt man für die Züchtung eines Dermatophyten etwa 14 Tage, bei langsam wachsenden (Tr. verrucosum) 3—4 Wochen. Die Resistenzbestimmung, die erst nach Züchtung des Erregers vorgenommen werden kann, beansprucht weitere 8—14 Tage, so daß insgesamt mit 3—6 Wochen bis zum Vorliegen des Ergebnisses zu rechnen ist. Bei den schneller wachsenden Hefepilzen kann das Ergebnis in 8—14 Tagen erwartet werden.

III. Erreger europäischer Mykosen

Tabellarische Übersicht (vereinfacht)

Dermatomyceten (Dermatomykosen)

Gattungen:	*Mikrosporon*	*Trichophyton*	*Epidermophyton*
Arten:	M. Audouini	Tr. mentagrophytes	E. floccosum
	M. canis	Tr. rubrum	
	M. gypseum	Tr. verrucosum	
		Tr. violaceum	
		Tr. tonsurans	
		Tr. Schoenleini	
		Tr. rosaceum	
	Anhang: Malassezia furfur, Nocardia minutissima		
Krankheiten:	Mikrosporie, Favus, Tinea, Pityriasis versicolor, Erythrasma		

Blastomyceten (Blastomykosen)

Gattungen:	*Candida*	*Cryptococcus*
Arten:	C. albicans	C. neoformans
	C. tropicalis	
	C. pseudotropicalis	
	C. guillermondi	
	C. krusei	
	C. parakrusei	
	C. parapsilosis	
	Anhang: Sporotrichon Schencki, Sp. Beuermanni, Geotrichum candidum	
Krankheiten:	Candidiasis, Cryptococcosis, Sporotrichose, Geotrichose	

Actinomyceten (Aktinomykosen)

Gattungen:	*Actinomyces*	*Nocardia*
Arten:	A. israeli A. bovis	N. asteroides
Krankheiten:	Aktinomykose, Nocardiose	

Schimmelpilze (Schimmelpilzmykosen)

Gattungen:	Mucor, Aspergillus, Penicillium, Cephalosporium, Scopulariopsis
Krankheiten:	Mucormykose, Aspergillose, Penicilliose, Cephalosporiose, Scopulariopsidose

IV. Hinweise zur Artbestimmung von Pilzen

(Abb. 9)

Bei den Dermatomyceten werden die Gattungsmerkmale durch die Art der Makroconidien bestimmt. Sie sind bei den Mikrosporonarten schotenförmig, an den Enden spitz zulaufend und in Kammern unterteilt (Abb. 10), bei den Trichophytonarten fingerförmig, von unterschiedlicher Länge und bei der Gattung Epidermophyton kurz, gedrungen und an den Enden abgerundet. Art und Anordnung der Mikroconidien und des Mycels (z. B. geweihförmig bei Tr. Schoenleini, Abb. 11) ermöglichen im Zusammenhang mit makromorphologischen Merkmalen der Kultur [Farbstoffbildung (Abb. 12), Oberfläche (Abb. 13) u. a.] die weitere Differenzierung. Die Gattungen Candida und Cryptococcus lassen sich einmal durch die Mycelbildung bei Candidaarten, durch die Kapselbildung bei Cryptococcus gut abgrenzen. Für die weitere Differenzierung der Candidaarten ist auch die Untersuchung physiologischer Eigenarten erforderlich (Zuckerassimilation u. a.). Vereinfachte Verfahren gibt es für bestimmte Gruppen pathogener Candidaarten. Das Sporotrichon Schencki ist an der typischen Art und dem Sitz seiner Sporen, die Aktinomyceten sind an ihrem feinen Mycel zu erkennen. Nocardiaarten können von Aktinomyceten durch aerobes Wachstum abgegrenzt werden. Die Schimmelpilze unterscheiden sich durch verschiedene Formen der Sporen und Sporenträger, sowie Farbe und Wachstum in der Kultur.

Für klinische und therapeutische Belange genügt meistens die Bestimmung der Pilze bis zu den Gattungen, da die Empfindlichkeit einzelner Arten gleicher Gattungen gegenüber den bisher bekannten Antibiotica nicht wesentlich voneinander abweicht. Bei den Pilzen hat man bisher selten beobachtet, daß Arten einer gleichen Gattung gegen verschiedene Antibiotica empfindlich sind, wie dies bei Bakterien oft der Fall ist; damit ist aber bei Zunahme der Zahl pilzwirksamer Antibiotica und zunehmender Resistenz der Pilze zu rechnen. Deshalb sollte auch bei Pilzkrankheiten, wenn eine Antibioticatherapie beabsichtigt ist, nach Möglichkeit Untersuchungsmaterial an ein mykologisches Laboratorium eingesandt werden, damit hier neben einer genauen Bestimmung der Art auch eine Resistenzbestimmung durchgeführt wird.

Dermatomyceten

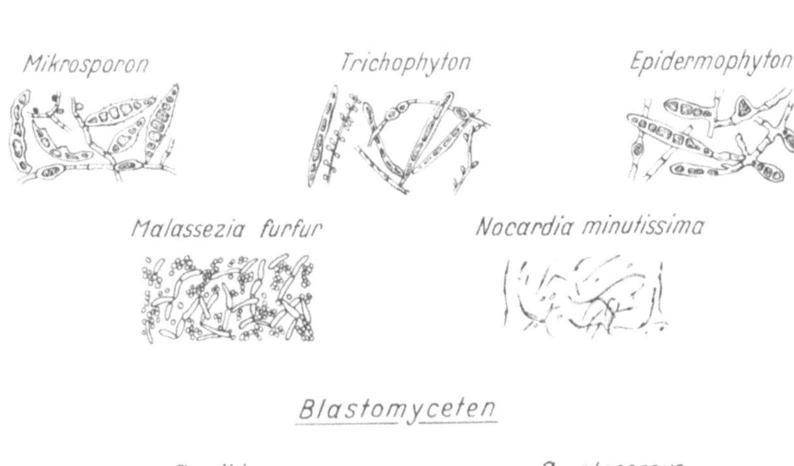

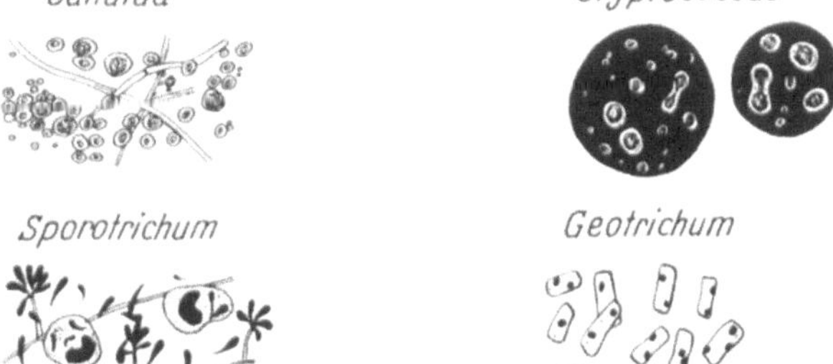

Actinomyceten

Actinomyces

Nocardia

Schimmelpilze

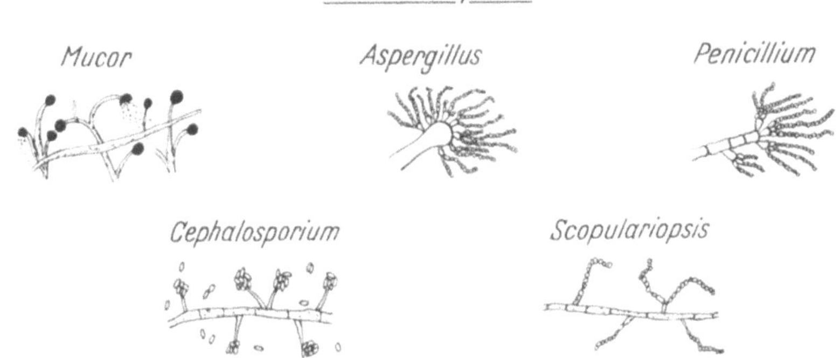

Abb. 9. Schematische Darstellung einiger für die Gattungsdiagnose charakteristischer mikroskopischer Merkmale von Conidien und Mycelien

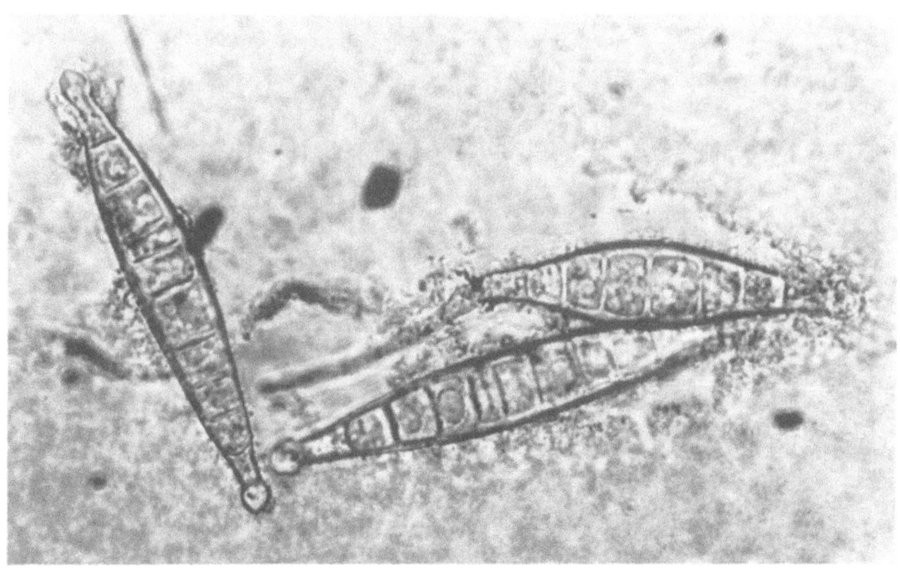

Abb. 10. Typische Makroconidien von Mikrosporon canis

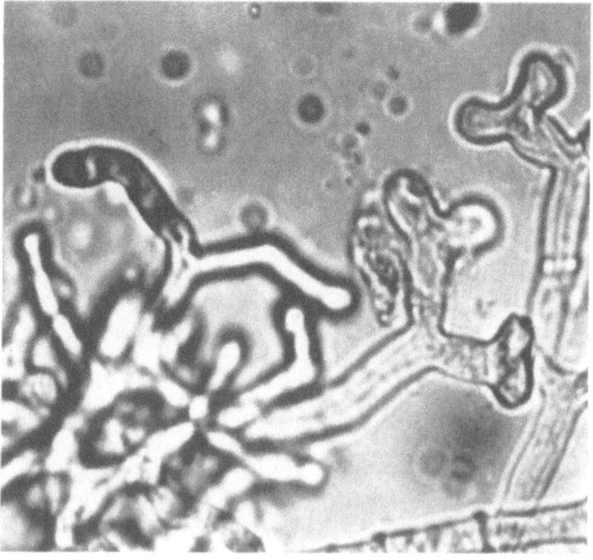

Abb. 11. Geweihförmiges Mycel von Trichophyton Schoenleini

V. Therapie[1]

Die Behandlung der Pilzkrankheiten ist je nach Art der Mykose oft ein schwieriges Problem, wie viele Ärzte aus eigener Erfahrung bestätigen können. Eine große Anzahl von Originalpräparaten erschweren auch für „banalere“ Mykosen

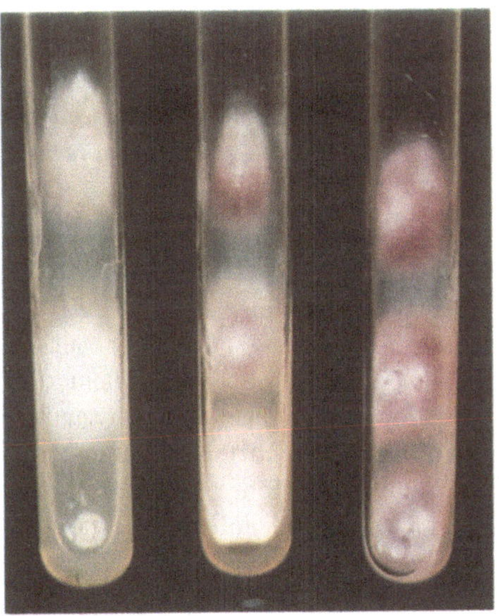

Abb. 12. Trichophyton rubrum (verschieden intensive Farbstoffbildung)

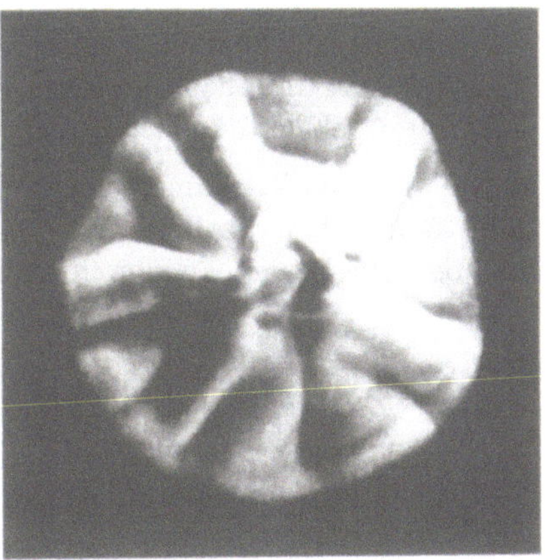

Abb. 13. Hirnwindungsartige Oberfläche der Kultur von Trichophyton Schoenleini

die Wahl des Therapeuticums. Hinzu kommt, daß ein gegen Pilze *in vitro* gut wirksames Medikament *klinisch nicht* unbedingt wirksam zu sein braucht. Tierexperimentelle und klinische Erprobungen haben dieses immer wieder bestätigt.

[1] Die unter diesem Kapitel aufgeführten Rezepturen werden teilweise bei Besprechung der Mykosen im speziellen Teil unter der Nummer (z. B. I/5; IV/3) angegeben.

Ekzematisierte Dermatomykosen bedürfen einer allgemein dermatologischen Vorbehandlung. Die Wahl des Vehikels (Salbe, Paste, Creme, Lösung, Puder) ist oft von größerer Bedeutung als die des Antimycoticums selbst. Mykosen innerer Organe bedürfen nach Abgrenzung von anderen chronischen Infektionen oder Tumoren sorgfältiger Bestimmung des Erregers, da für ihre Behandlung oft nur spezielle Antibiotica in Frage kommen.

Da die Behandlung für viele Mykosen sich gleicht oder doch zumindest ähnelt, seien hier allgemeine Maßnahmen besprochen, so daß sich wiederholende Rezepturen und Originalpräparate an dieser Stelle nachgesehen werden können. Die spezielle Therapie einzelner Mykosen ist bei der Besprechung der jeweiligen Erkrankung angeführt.

Allgemeine Maßnahmen

Trotz neuer, antimykotisch wirksamer Substanzen und fungistatisch wirksamer Antibiotica sind allgemeine zusätzliche therapeutische Maßnahmen auch heute noch oft von großem Nutzen, wobei vor allem die kunstgerechte, dem jeweiligen Stadium der Erkrankung angepaßte Anwendung der verschiedenen Zubereitungsformen ein und desselben Mittels zu nennen ist. Zusätzliche Behandlungsmaßnahmen (Bestrahlung, Epilation, Depilation, Vaccination und chirurgische Maßnahmen) sind in bestimmten Fällen für eine erfolgreiche Behandlung unerläßlich.

Für die Beseitigung pilzinfizierter Haare war lange Zeit die Röntgenepilation bei vielen Kopfpilzerkrankungen und bei der Barttrichophytie unumgänglich. Heute ist sie, ebenso wie die früher angewandte und nicht ganz ungefährliche Epilation durch Thalliumsalze, durch neuere fungistatische Antibiotica praktisch überflüssig geworden. Sie könnte aber bei zunehmender Resistenz von Pilzen einmal wieder notwendig werden. Ebenso wie die Thalliumepilation muß sie jedoch vorwiegend klinischer Behandlung vorbehalten bleiben.

Die *manuelle* Epilation bei Mikrosporie — am besten unter dem Woodlicht — kommt für kleinere Herde in Betracht und sollte, trotz des vermehrten Arbeitsaufwandes, soweit möglich, als völlig harmlos anderen Epilationsverfahren vorgezogen werden.

Die *Depilation* der Haare mit Bariumsulfid hat sich zum raschen Entfernen pilzinfizierter Haare und damit zum Ausschalten der Infektionsquelle bewährt („chemische Rasur").

Rp. Bar. sulfurat. 30,0
Zinc. oxyd. crud.
Talc. āā ad 100,0

Dieses Pulver wird mit Wasser zu einem Brei verrührt und auf die kurzgeschnittenen Haare aufgetragen und nach 10 min Einwirkung unter fließendem Wasser abgespült. Bewährt hat sich auch das Depilationsmittel *Pilca*.

Die *Nagelablösung* ist trotz der Einführung des Griseofulvins (s. unten) in vielen Fällen noch unumgänglich. Neben der chirurgischen Extraktion schlägt

GÖTZ die Ablösung mit Hilfe eines Keratolyticums (z. B. *Keratolyticum* Sagitta, Gemisch aus Natriumjodid, Natriumthioglykolat, 8-Oxychinolin und Tyloseschleim) vor, wobei die umgebende Haut des Nagels zum Schutz mit einem Klebstoff (Uhu) abgedeckt wird. Nach 7tägiger Anwendung des Keratolyticums erfolgt die Ablösung des kranken Nagels, anschließend wird eine einmalige Nagelbetttoilette unter Gaben von Analgetica durchgeführt. Nach Einführung des Griseofulvins wird dieses Verfahren jedoch seltener angewandt.

Die *Vaccinebehandlung*, deren Technik im einzelnen bei der Besprechung der Erkrankungen angeführt ist, hat sich bei tiefen Mykosen (z. B. der Aktinomykose), aber auch bei der tiefen Trichophytie bewährt.

Externa

Wichtig und entscheidend für die Behandlung der weitaus am häufigsten vorkommenden Pilzerkrankung — der Epidermophytie mit ihren Komplikationen (Ekzematisation, Pyodermisation) — ist die Wahl der *Zubereitungsform* des Medikamentes. So wird selbst der alte dermatologische Grundsatz, daß man bei *nässenden* Mykosen keine Salben anwenden kann, des öfteren nicht beachtet. Auch Originalpräparate mit Cortisonzusatz auf Salbenbasis sind bei nässenden Dermatosen ungeeignet; dagegen sind Bäder und feuchte Umschläge das Mittel der Wahl. Geeignet sind: Kaliumpermanganat, Borwasser, Rivanollösung und Clorina (p-Toluolsulfonchloramidnatrium). Ist die Mykose trocken geworden, so können Tinkturen, Pasten oder Salben angewandt werden. Puder eignen sich im allgemeinen lediglich zur Nachbehandlung oder Prophylaxe. Es ist selbstverständlich nicht möglich, alle in der Mykotherapie angewendeten Verfahren und Medikamente aufzuführen. Hier soll im wesentlichen die allgemeine Standardbehandlung besprochen werden, während Originalpräparate, deren Zusammensetzung und Hersteller im Anhang aufgeführt sind.

I. Lösungen und Tinkturen

1. Kalium permanganicum.
2. Borwasser 1—3%.
3. Clorina 0,02—0,5%.
4. Rivanol 0,1%.
5. Sol. Castellani (DRF/1950):

a) Solut. Fuchsin. spirit. (10%)	10,0
b) Phenol. liquef. (5%)	100,0
c) Acid. bor. pulv.	1,0
d) Aceton	5,0
e) Resorcin, pulv.	10,0

a) mit b) mischen, filtrieren und c) zusetzen. Nach ca. 2 Std d) nach 2 weiteren Stunden e) zusetzen. Die Lösung ist nach einigen Tagen gebrauchsfertig.

Die Mittel 1—4 sind bei nässenden Mykosen für feuchte Umschläge, Kaliumpermanganat insbesondere auch für Bäder, speziell für Hand- und Fußbäder bei Epidermophytien und dysidrotischen Ekzemen, geeignet.

Die Anwendung der Castellanischen Lösung ist allgemein wegen ihrer Wirksamkeit weit verbreitet, ein Nachteil ist aber die Färbung der behandelten Hautpartien. Wäscheflecke lassen sich jedoch relativ leicht entfernen. Bei hartnäckigen Mykosen ist die Kombination mit Schüttelmixturen (II/1 u. 2) oder Salben (IV/1 u. 2) ratsam.

Auch andere Farbstofflösungen haben sich bei der Behandlung der Mykosen bewährt.

6. Sol. pyoctanini aquosa 1%.

Sie eignet sich besonders auch für Mykosen der Schleimhäute.

7. Sol. Brillantgrün spirit. 1%.

Sol. Castellani sine colore wird in folgender Rezeptur verschrieben:

8. Sol. Castellani (farblos).

Rp. Resorcin		10,0
Acid. borici		1,0
Spirit. dil.		10,0
Aceton		5,0
Aqu. phenol. 5%	ad	100,0

Diese farblose Lösung ist jedoch nicht so wirksam wie die Originallösung.

9. Tinctura Arning.

Rp. Anthrarobini		3,0
Tumenolammon.		7,0
Glycerin		
Äther	āā	7,0
Spir. dil.	ad	100,0

Auch die Arningsche Tinktur läßt sich gut mit der Anwendung von Schüttelmixturen, Pasten oder Salben kombinieren. Als bei banalen Zwischenzehenmykosen ausreichend, kann auch folgende farblose Tinktur angewandt werden:

10. Nipagin-Nipasol-Tinktur.

Rp. Nipagin		
Nipasol	āā	1,0
Spirit. dil.	ad	30,0

Als *Schälmittel*, besonders bei squamöshyperkeratotischen Formen der Epidermophytie, wird von Götz folgende Rezeptur angegeben:

11. Schälmittel.

Rp. Ceresrot		0,05
Oxychinol. sulf.		0,25
Acid. lact.		
Acid. salicyl.	āā	5,0
Collod. elast.	ad	50,0

Dieses saubere Medikament wird morgens und abends auf die erkrankten Hautstellen gepinselt (ohne Verband). Nach 3—4 Tagen werden in einem warmen Bad die erweichten Hornmassen durch sanftes Schaben mit dem scharfen Löffel entfernt. Wiederholung der Behandlung ist bei nicht ausreichender Lösung der

Schuppen möglich, andernfalls erfolgt Nachbehandlung mit Salicyl-Schwefel-Salbe.

(Weitere Schälmittel s. unter Salben.)

II. Schüttelmixturen

Sie sind bei akuteren, ekzematisierten Mykosen und zur Nachbehandlung angezeigt.

1. Schwefelschüttelmixtur.

Rp. Sulf. praecip.	5,0—10,0
Lot. zinci aqu.	
od. spirit. ad	100,0

2. Vioformschüttelmixtur[1].

Rp. Vioform	2,0—5,0
Lot. zinci aqu.	
od. spirit. ad	100,0.

Bei starkem Juckreiz kann den Schüttelmixturen auch ein Antihistaminicum (z. B. Avil oder Atosil 0,2—0,5%), bei reizbaren Mykosen Hydrocortisonacetat 0,1—0,2% zugesetzt werden, was aber nur selten erforderlich ist.

III. Pasten

Pasten werden bei ekzematisierten Mykosen wegen ihrer milderen und austrocknenden Wirkung oft besser als Salben vertragen.

1. Salicyl-Schwefel-Paste.

Rp. Acid. salicyl.	3,0
Sulf. praecip. (5,0)	10,0
(Tumenolammon. 5,0)	
Past. zinci (moll.)	ad 100,0

2. Vioformzinkpaste.

Rp. Vioform	2,0—5,0
Past. zinci	
(Past. zinci moll. Unna)	ad 100,0

Auch bei den Pasten ist ein Hydrocortisonzusatz möglich.

IV. Salben

Die Anwendung von Salben ist besonders bei den squamöshyperkeratotischen Formen, gegebenenfalls nach vorhergehender Schälung, angezeigt.

1. Salicyl-Schwefelsalbe.

Acid. salicyl.	3—10,0
Ol. ricin q. s.	
Sulf. praecip.	10,0
Vasel. flav.	ad 100,0

2. Wilkinson Salbe.

Pic. lithanthracis	10,0
Sulf. praecip.	10,0
Sap. calin.	30,0
Vasel. flav.	ad 100,0

[1] Vioform = 7-Jod-5-chlor-8-oxychinolin.

Eine Salbe mit stark *schälender* Wirkung ist die

3. Salicyldiachylonsalbe.

Acid. salicyl.		5—20,0
Ungt. Diachylon	ad	100,0

V. Puder

Puder sind im wesentlichen nur zur Nachbehandlung und Prophylaxe geeignet.

1. Thymol-Bor-Puder.

Rp. Thymol.	1,0
Acid. boric.	20,0
Zinc. oxyd.	
Talc. venet. āā	ad 100,0

2. Bor-Schwefel-p-Oxybenzoesäure-Puder.

Rp. Acid. boric.	5,0
Sulf. praecip.	5,0
Nipagin	1,0
Nipasol	1,0
Tal. venet.	ad 100,0

Ein wichtiges Problem der Bekämpfung, besonders von Epidermophytien und Onychomykosen, ist die *Prophylaxe*, vor allem auch in Form der Rezidivprophylaxe. Nur durch eine sorgfältige Nachbehandlung mit Desinfektion von Strümpfen, Schuhen und Handschuhen lassen sich Rezidive verhindern.

Zur *Prophylaxe* am besten geeignet ist außer der Anwendung antimykotischer Puder und Sprays die Formalindesinfektion (s. unter Epidermophytien).

Innerlich anwendbare Medikamente

Während die Dermatomykosen in der einfachen Form überwiegend mit Externa zu behandeln sind, müssen bei den tiefen Mykosen und den Organmykosen zumindest zusätzlich per os und parenteral Medikamente angewandt werden.

Sulfonamide und Sulfone. Sulfonamide werden zur Behandlung der Nocardiose, Aktinomykose, der Südamerikanischen Blastomykose (Paracoccidioidomykose), der Histoplasmose und der Sporotrichose verwendet, während Sulfone nur bei der Nocardiose und bei der Chromomykose zur Anwendung kommen. Die Behandlung ist über lange Zeit durchzuführen.

Sulfonamide:

Sulfadiazin (Debenal, Pyrimal);
Sulfamerazin (Debenal M);
3-Sulfanilamido-6-methoxypyridazin (Lederkyn);
Sulfathiazol (Cibazol);
Sulfanilamid.

Sulfone:

4,4-Diamino-diphenyl-sulfon (DDS, Diasone).

Jod:

Jod wird überwiegend zur Behandlung der Sporotrichose und als zusätzliche Behandlung bei der Aktinomykose und Blastomykose verwendet. Eine bewährte Rezeptur ist:

Rp. Kal. jod. 20,0
Aquae ad 300,0

In einem Eßlöffel befindet sich 1,0 g Kalium jod. Man steigert die Dosis von 1,0—3,0 g/die, in besonderen Fällen bis 8,0 g/die.

Antibiotica. Die fungistatischen Antibiotica brachten einen erheblichen Fortschritt in der Behandlung der Mykosen. Da die meisten von ihnen aber nur auf Faden- *oder* Sproßpilze wirksam sind, ist für ihre erfolgreiche Anwendung im allgemeinen jedoch eine Bestimmung des Erregers notwendig.

Griseofulvin [Likuden (M)-Hoechst, Fulcin (S)-Rheinchemie]. Es wurde 1939 von Oxford, Raistrick und Simonart als Stoffwechselprodukt von *Penicillium griseofulvum* Dierckx isoliert, ohne daß jedoch von ihnen zunächst die fungistatische Wirkung erkannt wurde. Unabhängig davon fanden Brian, Curtis und Henning ein Stoffwechselprodukt von Penicillium Janczewski, daß die Hyphen von Pilzen spiralig änderte (curling factor). 1958 berichtete Gentles erstmalig über die erfolgreiche Behandlung der experimentellen Trichophytie und Mikrosporie der Meerschweinchen. Seither ist von einer großen Zahl von Autoren über klinische Erfolge bei der Behandlung von Dermatomykosen berichtet worden. *Absolute* Indikation für die Behandlung mit Griseofulvin stellen die Kopfpilzerkrankungen (Mikrosporie, Favus und aphlegmasische Trichophytie) dar, wodurch die umständliche Epilation überflüssig wird. *Bedingte* Indikationen sind ausgedehnte Epidermophytien (die einfachen Zwischenzehenpilzerkrankungen sind durch lokale Maßnahmen gut zu beeinflussen) und Nagelmykosen (bei Befall der Zehennägel in Kombination mit der Extraktion).

Die *Dosierung* (per os) beträgt 15—20 mg/kg auf 2—4 Tagesdosen verteilt. Bei Verwendung des neuen, leichter resorbierbaren Griseofulvin mikrofein reichen 7,5—10 mg/kg in gleicher Dosierung aus. Die Dauer der Therapie beträgt 2 Wochen bis 15 Monate, je nach Art der Mykosen. Von der 2. Woche der Behandlung an kann Griseofulvin unter Umständen mit jeweils einem Tag Pause ein um den anderen Tag verabfolgt werden. Diese intermittierende Behandlung wirkt immer noch besser als eine Herabsetzung der Tagesdosis.

Nebenwirkungen (Kopfschmerzen, Magen- und Darmstörungen, Exantheme u. ä.) sind relativ häufig, aber überwiegend harmloser Natur und verschwinden meistens im Verlaufe der weiteren Behandlung oder nach vorübergehender Herabsetzung der Dosis. Selten muß die Behandlung vollständig abgesetzt werden.

Nystatin (=Mycostatin-Squibb, Moronal-Heyden AG). Es wurde von Hazen und Brown (1950) aus einem Streptomycesstamm isoliert. Verwendung findet es vor allem bei der *Candidiasis* und der *Cryptococcosis*.

Die *Dosierung* (per os) beträgt 3mal täglich 1—2 Dragées (500000 E Nystatin). Weitere Anwendungsformen sind Suspensionen (1 ml = 100000 E), Ovula (100000 E) und Salbe (1 g = 100000 E).

Nebenwirkungen werden bei normaler therapeutischer Dosierung praktisch nicht beobachtet. Auch das Kombinationspräparat Nystatin + Tetracyclin (Steclin PM-Heyden AG) wird gut vertragen.

Trichomycin (Trichonat-Chemie Grünenthal). Es wurde 1951 von HOSOYA u. Mitarb. aus Streptomyces hachijoensis isoliert und fand bei allen Formen der Candidiasis Anwendung. Die *Dosierung* beträgt 3000—5000 E/kg/die. Für den Erwachsenen bedeutet das 3mal 2 Kapseln oder Dragées täglich. Als einzige Anwendungsform sind allerdings zur Zeit nur noch *Vaginal-Ovula* (50000 E) im Handel.

Nebenwirkungen werden bei längerer Anwendung in Form von Magen- und Darmstörungen beobachtet.

Amphotericin B (Fungizone-Heyden AG). Es wurde 1955 von einer Forschergruppe des Squibb-Institutes for Medical Research aus einem nicht klassifizierten Streptomyces-Stamm isoliert. Das Anwendungsgebiet sind *disseminierte Systemmykosen,* vor allem *Cryptococcosis, Candidiasis,* aber auch Histoplasmose, Coccidiomykose, Nord- und Südamerikanische Blastomykosen und Chromomykose. Amphotericin ist das Antibioticum, das bei Systemmykosen wegen seiner guten Resorption und Wirksamkeit trotz seiner Toxicität die breiteste Anwendung gefunden hat.

Die *Dosierung* (parenteral) beträgt etwa 1 mg/kg. Jedoch empfiehlt es sich, im *intravenösen Dauertropf* verdünnt in 5%iger Dextroselösung (1 mg in 10 ml) mit geringerer Dosierung (etwa 0,1—0,2 mg/kg) anzufangen und langsam zu steigern. Die Dauer der Behandlung beträgt mindestens 4—8 Wochen. Für die *intrathecale* Applikation werden 0,5—1,0 mg empfohlen, für die seltenere *subcutane* Behandlung kommen 20—45 mg am besten in 2%iger Procainlösung in Betracht. Für die *intramuskuläre* Behandlung wird 5%ige Dextroselösung unter Zugabe von 2%iger Procain- oder Novocainlösung empfohlen.

Nebenwirkungen sind häufig und treten bei zu hoher Dosierung in Form von Fieber, Kopfschmerzen und Erbrechen auf, können aber durch gleichzeitige Gaben von Antihistaminica und Antipyretica unterdrückt werden. Thrombophlebitiden am Orte der Dauertropfinfusion sind nicht selten, sie lassen sich bei Verabfolgung des Tropfes ein und den anderen Tag vermeiden. Erheblicher Gewichtsverlust wird nach Absetzen des Medikamentes schnell wieder aufgeholt.

Auf Grund eigener Erfahrungen sollte eine Amphotericin-Behandlung auch dann fortgesetzt werden, wenn eine Überschreitung der Dosis von 0,1—0,2 mg/kg aus Unverträglichkeitsgründen nicht möglich ist. Selbst mit dieser geringen Dosis konnte Abheilung von Lungenmykosen beobachtet werden. Dies ist wichtig, da die Neigung besteht, die Behandlung abzusetzen, wenn keine höhere Dosis toleriert wird. Auch die Verabfolgung des Medikamentes jeden 2. Tag ist noch sinnvoll, da Amphotericin sehr langsam ausgeschieden wird.

Cycloheximid (Actidion, Upjohn Comp.) wurde 1945 von WAKSMAN und SCHATZ sowie RAILLY aus Streptomyces griseus isoliert. Es wirkt bei *Schimmelpilzmykosen,* hat aber in der Humanmedizin kaum Anwendung gefunden. Zur Zeit wird es vorwiegend zur selektiven Züchtung von Dermatophyten verwendet. Die *Dosierung* beträgt bei intravenöser Anwendung etwa 2,5 mg/kg. *Nebenwirkungen* erheblicher Art sind nicht bekannt.

Pimaricin (Pimaricin, Pimafucin-Mycofarm Delft; Pimafucort-Basoderm). Dieses Antibioticum wurde 1955 in Delft (Holland) aus einer Kultur von Streptomyces natalensis von STRUYK isoliert. Es unterscheidet sich von den anderen fungistatischen Antibiotica dadurch, daß es mehr als diese sowohl auf Sproß- als auch auf Fadenpilze wirksam ist. Leider ist es, ähnlich wie Nystatin, schlecht wasserlöslich und wird daher kaum resorbiert, so daß es vorwiegend durch Kontakt wirkt. Per os ist es bisher praktisch nur bei der Candidiasis versucht worden, für die lokale Behandlung ist es als Salbe (Pimafucin und Pimafucort) im Handel.

Die *Dosierung* (per os) beträgt 4×100 mg/die. Die Behandlung muß aber mehrere Wochen durchgeführt werden. Bisher ist das Medikament noch nicht im Handel[1].

Nebenwirkungen (Kopfschmerzen, Magen- und Darmstörungen) sind gering und können unter vorübergehender Herabsetzung der Dosis im Laufe der weiteren Behandlung verschwinden. Weitere Erfahrungen müssen allerdings noch gesammelt werden.

Außer diesen in ihrer Anwendung bekannten und wirksamen Antibiotica sind eine kaum übersehbare Zahl anderer Antibiotica entdeckt worden. Klinisch sind sie bisher ohne Bedeutung geblieben. (Ausführliche Angaben bei RIETH, Ergänzungsband V zum Handbuch der Haut- und Geschlechtskrankheiten, Springer-Verlag, Berlin-Göttingen-Heidelberg 1962.)

Zur Behandlung von *Strahlenpilzerkrankungen* (Aktinomykose und Nocardiose) werden auch *bakteriostatisch* wirksame *Antibiotica* verwendet. Hierzu gehören: Penicillin, Streptomycin, Tetracycline, Chloramphenicol, Erycin.

Zusammenstellung antimykotischer Originalpräparate

Tabelle 1. *Alphabetische Übersicht örtlich anwendbarer Präparate*

Antihydral „M“	Fungichthoson	Mykophyll
Antimycoticum Stulln	Fungicin	Mykoplastil
Antisporon	Fungiplex	Mykosinat
Antisykon	Fungiplex H	Mykotektan
Benzoderm	Fungisalb	Mykotin
Bradex-Vioform	Fungistop	Mykotral
Chlorisept	Hyphocid	Myxal
Contrafungin	Jadit	Mykozem
Cornusept	Jadit P	Onymyken
Cuprizinin	Keratolyticum Sagitta	Onycho-Phytex
D 25-Antimykoticum	Merfen	Ovis
DBS-Salbe	Millicorten-Vioform	Phebrocon
Dermaphen	Multifungin	Pinoka-Salbe
Dermofongin	Multifungin H	Polycid-N
Desogen	Mycatox	Rubomycon
Diaporin	Mycatox H	Sterosan
Dijozol-Balsam	Myco-Sagitralin	Tegosalbe
Ederphyn-Salbe	Mykestron	Tonoftal
Fissafung	Mykofridol	Versotrane
Fungichthol	Mykomed	Vobaderm
Fungichthol B		

[1] Muster sind bei der Firma Mycofarm in Delft erhältlich.

Aufteilung antimykotischer, im Handel befindlicher Originalpräparate nach Wirkstoffgruppen

Tabelle 2

Wirkstoff	Handelsname	Hersteller
	Gruppe I: Schwermetallverbindungen	
Kupferoxyoleat	Cuprizinin (Paste, Lösung, Puder)	Dr. Degen u. Kuth, Düren (Rhld.)
Phenylhydrargyr. boric.	Merfen (Lösung)	Zyma-Blaes AG, München 25
Phenylmercuri-dinaphthylmethan-disulfonat	Versotrane (Lösung, Vaginalzäpfchen)	Spezialchemie G.m.b.H. & Co., München
	Gruppe II: Jodpräparate	
Natrium-dijod-p-oxybenzolsulfonat	Dijozol (Balsam)	Trommsdorff, Chemische Fabrik, Aachen
Jodiertes Aconitin Jod frei u. gebunden	Diaporin (Lösung)	L. Merckle GmbH, Blaubeuren
	Gruppe III: Phenol- und Benzoesäurederivate	
5,5-Dibromsalicylsäure	DBS-Salbe	B. Braun, Melsungen
Kupfernatriumcitrat, Hexylresorcin, Salicylsäure, Dibromsalicil	Dermaphen mite u. forte (Lösung)	Dr. R. Reiss, Chemische Werke, Berlin-West
p-Oxybenzoesäure-methylester, Acid. salicyl.	Cornusept (Lösung)	Dr. Paulus u. Göbel, Bad Godesberg
4-Chlor-2-oxybenzoesäure-n-butylamid, Acid. salicyl. + Prednisolon	Jadit (Salbe, Lösung, Puder, Spray) Jadit P (Salbe)	Hoechst, Frankfurt a. M.
Hexylresorc. Thymol, Acid. salicyl-p-oxybenzosäure + Hydrocortison	Mycatox (Salbe, Lösung, Puder) Mycatox-H (Creme)	Georg A. Brenner, Alpiersbach/Schwarzwald
Benzylester der Benzoesäure u. a.	Mykomed (Lösung)	L. Merckle GmbH, Blaubeuren/Württ.
Thymol. Dihydroxytetrachlor-phenol-sulfid, Benzoesäure	Mykosinat (Salbe, Lösung, Puder)	Biochema Rheydt, Dr. Knol u. Lambert
Chlorbromcyclohexan-Isomeres	Mykotektan (Lack)	Labopharma GmbH, Berlin-Charlottenburg 1
Benzoesäureester, Dioxyphenylhexan, Chlorcarvacrol + Dexamethason	Phebrocon (Serol, Lösung, Puder, Spray) Dexa-Phebrocon	Merz u. Co., Chemische Fabrik, Frankfurt a. M.
Bortrioxybenzoesäureester	Onycho-Phytex (Lösung)	Wynlit, Pharm. Prod. GmbH

Tabelle 2 (Fortsetzung)

Wirkstoff	Handelsname	Hersteller
Gruppe IV: Fettsäuren und -derivate		
Heptylester keratineigener Fettsäuren (C_6—C_{11}) Luvistin-undecylenat	Antisporon (Salbe, Lösung, Puder, Salbe auch mit Hydrocortison)	Ellendorff & Co., Wuppertal
Undecylensäure, Acid. lactic., Acid. salicyl., Borax	Benzoderm (Salbe, Lösung, Puder, Seife)	Arzneimittelfabrik Hüls, Hüls b. Krefeld
Phenylum undecylenicum, Thymol, Acid. salicyl.	Ederphyn-Salbe	Galactina-Gesellschaft mbH., Frankfurt a. M.
Undecylensäure, n-Butyl-p-oxybenzonat, Kaprylsäure, Salicylsäure, Leukichtol (Ammon. bituminosulfonicum)	Fungichthol (Lösung, Puder, Seife) Fungichtol-B (Salbe) Fungichthosen (Salbe u. Hydrocortison)	Ichthyol-Gesellschaft Cordes Hermanni u. Co., Hamburg
Undecylensäure, Dabylen, Brillantgrün	Mykestron (Salbe, Lösung, Puder)	SCHI-WA, Glandorf/Osnabrück
Zincum undecylenicum, Calciumthioglykolat, Hexylresorcin	Mykotin (Salbe, Lösung, Puder)	Endopharm, Frankfurt a. M.
Acid. undecylenicum, Zinc. stearinicum, Urea, Methylium-para-oxybenzoic.	Mykozem (Salbe)	Nadrol-Chemie, Osnabrück
Acid. undecylenic., Alkyl-dimethyl-benzolammoniumchlorid u. a.	Pinoka-Salbe	Dr. Rentschler u. Co., Laupheim/Württ.
Zinkundecylenat, Zink-Propionat	Myco-Sagitralin (Paste, Puder)	Sagitta-Werke, München
Undecylensäure, Chlor. carvacrol, Aethyl. acetic., Hexachlorcyclohexan, Dibromsalicyl, Salicylsäure	Onymyken (Lösung)	Schuck KG, Schwaig über Nürnberg
Gruppe V: Oxychinolinderivate		
Oxychinolinsilikofluorid, p-Oxybenzoesäurepropylester u. a.	Antimycoticum Stulln (Lösung)	Fa. Stulln, Schwarzenfeld
5-Chlor-8-hydroxychinolin., Acid. salicyl., Acid. benzoic.	Chlorisept (Salbe, Lösung, Puder)	Casella-Riedel Pharma GmbH, Frankfurt a. M.
5-Chlor-8-oxychinolin	Dermofongin A (Salbe, Lösung)	Bayer AG, Wuppertal

Tabelle 2 (Fortsetzung)

Wirkstoff	Handelsname	Hersteller
8-Hydroxychinolin-salicylat, Dihydroxydichlordiphenylmethan und Undecylensäure-Derivate	Fissafung (Salbe, Tinktur, Puder)	Deutsche Milchwerke Dr. A. Sauer, Zwingenberg
8-Oxychinolinsulfat, Natriumjodid, Natr. thioglycolat.	Keratolyticum Sagitta	Sagitta-Werke, München
Jodchloroxychinolin. Dexamethasontrimethylacetat	Millicorten-Vioform (Salbe)	Ciba AG, Wehr/Baden
o-Oxychinolin.-sulf., Acid. salicyl., Acid. undecylenic., Acid. benz., Methyl. benzoic.	Mykofridol (Lösung, Puder)	A. Didier, Gifhorn
5-Chlor-8-oxychinol., Hexadecyl-phenylcarbinyl-dimethyl-ammoniumchlorid	Mykoplastil (Plastikphiole)	Dr. G. Mann, Berlin
Oxychinolinum-camphosulfonicum, 2-2-Dioxy-5-5-dichlor-diphenylmethan, Acid. salicyl., Acid. benzoic.	Ovis (Salbe, Lösung, Puder)	W. R. Warner u. Co., Memmingen/Allgäu
8-Oxychinolin.-p-Brom-phenoxypropylrhodanid	Robumycon (Lösung)	Robugen GmbH, Eßlingen
5,7-Dichlor-8-hydroxychinaldin	Sterosan (Paste, Puder)	Geigy AG, Dr. Thomae GmbH, Basel/Biberach
	Gruppe VI: Invertseifen	
ß-Phenoxyäthyl-dimethyl-dodecyl-ammoniumbromid, + Pyribenzamin-Vioform	Bradex-Vioform (Creme)	Ciba AG, Wehr/Baden
2,2′-Dioxy-5,5-dichlor-diphenyl-sulfid	D 25-Antimykoticum (Salbe, Lösung, Tabletten)	Dr. Pfleger, Bamberg
Dodecyl-triphenyl-phosphonium-bromid, Dodecyl-dioxyäthyl-benzyl-ammoniumchlorid	Myxal (Salbe, Lösung, Puder, Spray)	Basoderm, Biberach
+ Hydrocortison	Myxal H (Salbe)	
Methylphenyldodecyl-trimethyl-ammoniumsalz	Desogen	Geigy, Basel
	Gruppe VII: Sonstige	
Hexamethylentetramin, Sulf. praecip.	Antihydral M (Paste)	Robugen GmbH, Eßlingen/N.

Tabelle 2 (Fortsetzung)

Wirkstoff	Handelsname	Hersteller
Zincboryldisalicylat, Acid. salicyl., Extr. Arnicae	Antisykon (Lösung)	Haidle & Maier, Stuttgart
+ Hydrocortison	Antisykon H	
Cetylpyridiniumbromid, Acid.-o-Thymotin, Acid. boricum	Contrafungin forte (Lösung, Puder)	Ferring GmbH, Düsseldorf-Kaiserswerth
Resorcin, Salicylsäure, Borsäure	Fungicin (Lösung)	Dr. C. Brunnengräber, Lübeck
3,5-Dibenzyl-tetrahydro-1,3,5-thiadiazinthion(2) (Dibenzthion)	Fungiplex (Salbe, Gel, Tinktur, Nagellack, Vaginalzäpfchen)	Hermal-Chemie, Reinbeck
+ Prednison	Fungiplex H (Salbe)	
p-Chlorphenyl-α-glycerin, aether, Hydrocortison	Fungisalb	Dr. Kade, Berlin 36
Acid. cinnamylic., Jodum met., Chloroform	Fungistop (Lösung)	Dr. C. Brunnengräber, Lübeck
5-Bromsalicyl-4′-chloranilid und Soventol-Salicylat + Hydrocortison	Multifungin (Salbe, Lösung, Puder) Multifungin H (Creme)	Knoll AG, Ludwigshafen
Chlorbromcyclohexan-Isomeres	Mykotektan (Lack)	Labopharma GmbH, Berlin 10
Sol. Castellani, Sol. Pyoctanini u. a.	Mykophyll (Puder)	Fides, Aufhausen/Starnberg
Sulfonierte Schieferöle, Steinkohlenteer, Zinkoxyd	Mykotral (Salbe)	Apopharm, Köln
1-p-Chlorbenzyl-2-methyl-benzimidazol-HCl, Tyrothricin, Tetracyclin-HCl, Hydrocortison	Polycid N (Salbe)	Chemie Grünenthal GmbH., Stollberg (Rhld.)
Thioameisensäure (Eisensalz) + Dipagin	Hyphocid (Lösung)	Holzinger, Prien
Hexadecylglycin-Laktat	TEGO-Salbe	Th. Goldschmidt, Essen
2-Naphthyl-N-methyl-N-(3tolyl)-thiocarbamat	Tonoftal (Lösung)	Byk-Essex, München 2
Benzyl. benzoic., Acid. salicyl., Phenol. liquefact., Formaldehyd	Vobaderm (Lösung)	Dr. Schmidt/v. Bandel, Münster (Westf.)

Übersicht über die antimykotisch wirksamen Antibiotica

Tabelle 3

Antibioticum	Hersteller	Indikation	Dosierung
Actidion (Cycloheximid)	Upjohn Comp.	Schimmelpilzmykosen	2,5 mg/kg (intravenös)
Fungizone (Amphotericin B)	Heyden AG	Systemmykosen (Cryptococcosis Candidiasis u. a.)	0,2—1,0 mg/kg (intravenös, subcutan, intramuskulär)
Moronal (Nystatin)	Heyden AG	Candidiasis	3000—5000 E/kg (per os)
Trichonat (Trichomycin)	Chemie Grünenthal	Candidiasis (nur als Ovula im Handel)	3000—5000 E/kg (per os)
Fulcin + Fulcin S (Griseofulvin)	Rheinchemie	Dermatomykosen	15—20 bzw. 7,5—10 mg/kg (per os)
Likuden + Likuden M (Griseofulvin)	Hoechst	Dermatomykosen	15—20 bzw. 7,5—10 mg/kg (per os)
Pimaricin	Mycofarm (Delft)	Blastomykosen Schimmelpilzmykosen	5—10 mg/kg (per os)

Spezieller Teil

I. Dermatomykosen

Dermatomykosen sind eigentlich alle an der Haut vorkommenden Pilzerkrankungen. Spezieller faßt man aber hierunter die Mykosen zusammen, die durch Dermatomyceten — also durch Fadenpilze der Gattungen Mikrosporon, Trichophyton und Epidermophyton — hervorgerufen werden. Außerdem werden hierzu die Saprophytien (Pityriasis versicolor, Erythrasma und Trichomycosis palmellina) gerechnet. Die Candidiasis wird hingegen von den Dermatomykosen als eigene Krankheitsgruppe abgegrenzt, soweit sie typische Krankheitsbilder verursacht. So wird eine Pilzerkrankung der Zwischenzehenräume durch Candidaarten dem klinischen Bild nach bis zum Erregernachweis als Dermatomykose angesprochen. Diese Schwierigkeit, ätiologisch zwar unterschiedliche, klinisch aber weitgehend ähnliche Krankheitsbilder voneinander abzugrenzen, hat teilweise auch im deutschsprachigen Schrifttum in Anlehnung an das amerikanische dazu geführt, statt der historischen Bezeichnungen Epidermophytie, Onychomykose, Trichophytie, Mikrosporie und Favus den Terminus *Tinea* für alle an der Haut vorkommenden Mykosen zu verwenden. Man spricht dann von einer Tinea pedis, manus, corporis und capitis. Diese Vereinfachung hat sich jedoch noch nicht allgemein durchgesetzt. Für die klassischen und typischen Krankheitsbilder wie Favus, Mikrosporie und Trichophytie ist sie überflüssig, hingegen für die Epidermophytie und Onychomykose angebracht und wird sich wohl auch durchsetzen, weil aus dem klinischen Bild nicht auf die Art des Erregers geschlossen werden kann.

Favus

Der Favus ist eine schon von CELSUS erwähnte typische Erkrankung des behaarten Kopfes, deren Pilznatur allerdings erst seit der Entdeckung des Erregers durch SCHOENLEIN bekannt ist. Die volkstümliche Bezeichnung „Erbgrind" weist auf die vorwiegend innerhalb einer Familie stattfindende Infektion hin. Dies zeigt allerdings nur, daß bei der Übertragung ein länger anhaltender und enger Kontakt notwendig ist. In Westeuropa kommt der Favus nur noch in einzelnen Familien sporadisch vor.

Klinik. Neben den schwefelgelben, etwa linsengroßen nach unten konvexen Scutula (Abb. 14), die teilweise wie Schüppchen um pilzbefallene Haare liegen, sind der chronische Verlauf, die Abheilung unter Narbenbildung sowie der eigentümliche Geruch nach Mäuseharn charakteristisch. Dieser typische Geruch tritt aber erst dann auf, wenn größere Abschnitte der Kopfhaut mit dicken weißgelblichen Schuppen oder Krusten besetzt sind (Abb. 15). Daneben gibt es aber auch leicht verkannte, uncharakteristische seborrhoide Formen. Ausgedehnte Erkrankungen wie sie früher durch Zuwanderung aus dem Osten Europas zur Beobachtung kamen, sieht man nur noch ganz selten, kommen aber außerhalb Europas

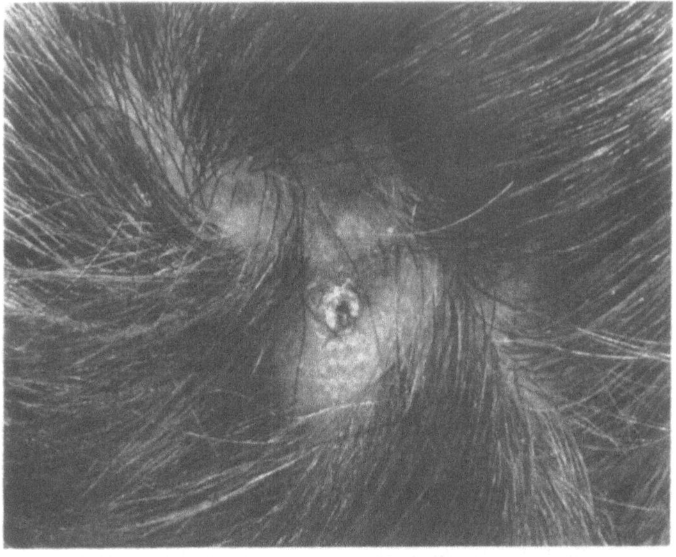

Abb. 14. Favusscutulum

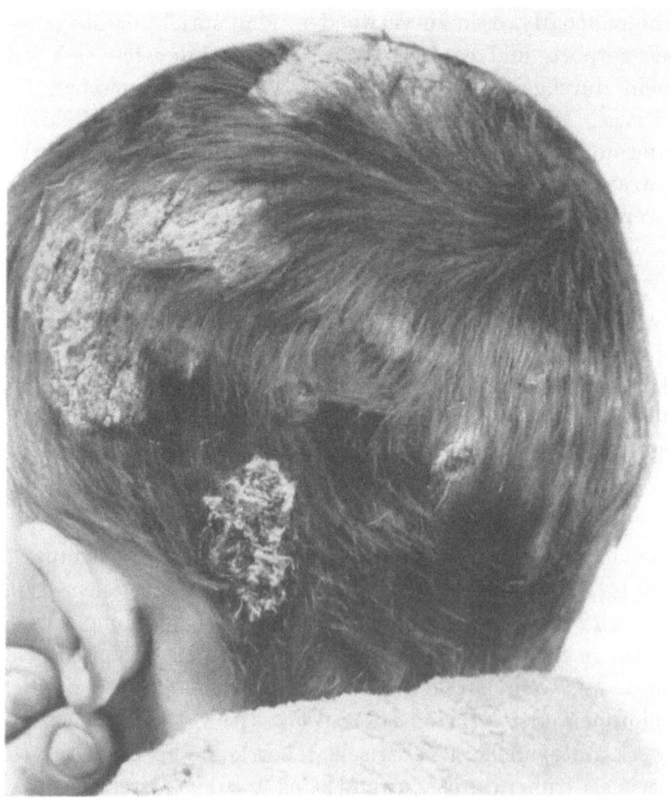

Abb. 15. Multiple größere Favusherde

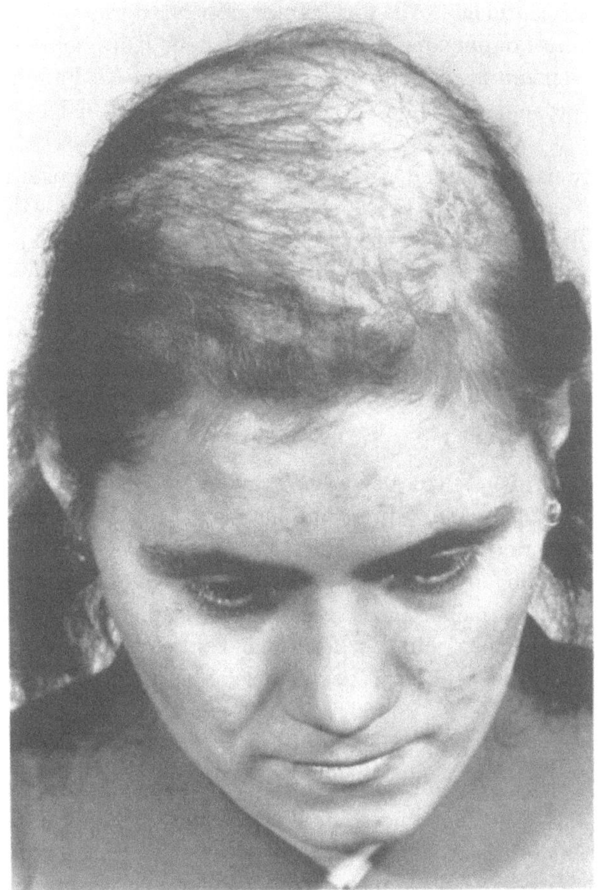

Abb. 16. Favusalopecie bei uncharakteristischem, seborrhoidem Favus

in verkehrsdünnen Gegenden (z. B. Anatolien) durchaus noch vor. An nichtbehaarten Stellen des Körpers tritt der Favus in unterschiedlicher Häufigkeit auf. Nur im Zusammenhang mit der fast immer gleichzeitig erkrankten Kopfhaut ist hier die Diagnose durch die typischen gelblichen Schuppen leicht, jedoch wird er wie der Favus an den Nägeln oft verkannt. Nur die Züchtung des Erregers kann die Verdachtsdiagnose sichern.

Im ganzen gesehen weist der Favus ein recht typisches Bild auf, trotzdem wird er, nicht zuletzt wegen seiner Seltenheit, verkannt. Die Kranken kommen oft erst in einem Stadium zur Behandlung, in dem die narbige Alopecie (Abb. 16) nicht mehr zu beheben ist. Diese läßt sich bei frühzeitiger Diagnose und Behandlung vermeiden.

Erreger. Trichophyton Schoenleini.

Diagnose. Oft wird der Favus zunächst als seborrhoisches oder impetigenisiertes Kopfekzem angesprochen. Alle nicht unter üblicher dermatologischer Behandlung zur Abheilung kommenden „Ekzeme" auf dem Kopf sollten daher an die Diagnose Favus denken lassen. Ähnliche Veränderungen bei Familienmitgliedern bestärken den Verdacht und müssen zu einer mykologischen Untersuchung veranlassen.

Der Pilznachweis gelingt in den Haaren leicht, das Bild ist sogar recht typisch. Im Kalilaugepräparat finden sich neben dem Mycel häufig zahlreiche Luftbläschen und Öltröpfchen. Ebenso ist in den Scutula massenhaft Pilzmycel nachzuweisen. Die kulturelle Diagnose kann wegen des langsamen Wachstums des Erregers erst nach 3—4 Wochen gestellt werden. Die Kultur besitzt eine hirnwindungsartige Oberfläche. Bei älteren Kulturen bildet sich am Rande Luftmycel von flauschigem oder gipsartigem Charakter.

Mäusefavus

Eine Sonderform des Favus bzw. der Trichophytie ist der sog. *Mäusefavus.* Er wird im allgemeinen von Mäusen auf Katzen (Abb. 17a) und von hier auf den Menschen übertragen. Wie bei allen von Tieren auf den Menschen übertragenen Pilzerkrankungen herrscht eine entzündliche Komponente vor (Abb. 17b), so daß die Favusherde mehr einer Trichophytie ähnlich sehen. In ihnen sind neben gelblichen Schuppen und Borken auch zahlreiche Pusteln oder kleinere follikuläre Abscesse nachweisbar. Der Mäusefavus ist noch seltener als der menschliche Favus.

Erreger. Trichophyton quinckeanum.

Diagnose. Die entzündliche Komponente führt zu einer schärferen Abgrenzung der Herde. In den Schüppchen und Haaren lassen sich im Nativpräparat ebenfalls massenhaft Mycelfäden und Sporen nachweisen. Die Kultur ähnelt dem Trichophyton Schoenleini. Sie wächst allerdings schneller und weist neben Hirnwindungen von Anfang an flauschiges und gipsiges Mycel am Rande auf.

Therapie. Neben lokalen Behandlungsmaßnahmen (Acid. salicyl. 5,0, Adip. suill. benzoat. ad 100,0) zum Ablösen der Scutula und Borken, später nach Kopfwäsche Tinkturen (z. B. Tinct. jodi, Sol. Castellani), ist heute Griseofulvin das Mittel der Wahl. Die Tagesdosis beträgt 1,0 g (4 × 1 oder 2 × 2 Tbl.) Griseofulvin (Fulcin oder Likuden) bzw. 0,5 g Griseofulvin mikrofein (Fulcin S oder Likuden M), die Behandlungsdauer 4—6 Wochen. Kindern werden 20 mg/kg pro Tag verabfolgt. Eine Epilation der Haare, vor allem mit Röntgen, entfällt. Bislang wurde bei allen Favusfällen mit Griseofulvin und entsprechender lokaler Behandlung eine vollständige Abheilung erzielt.

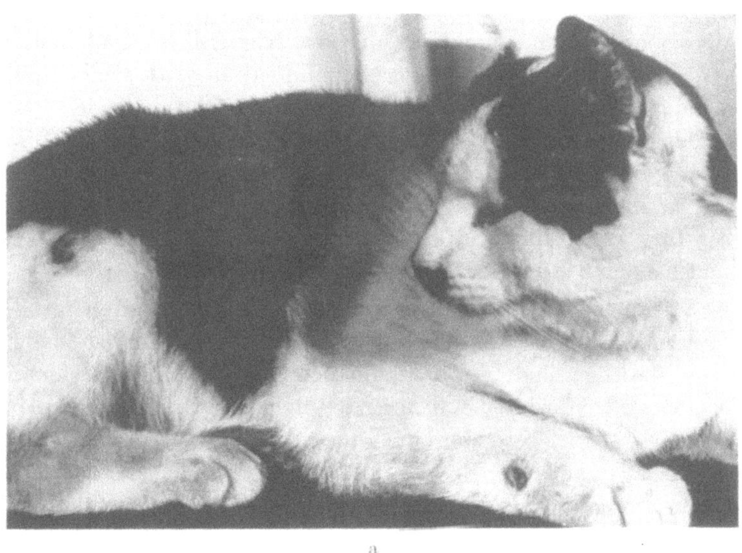

a

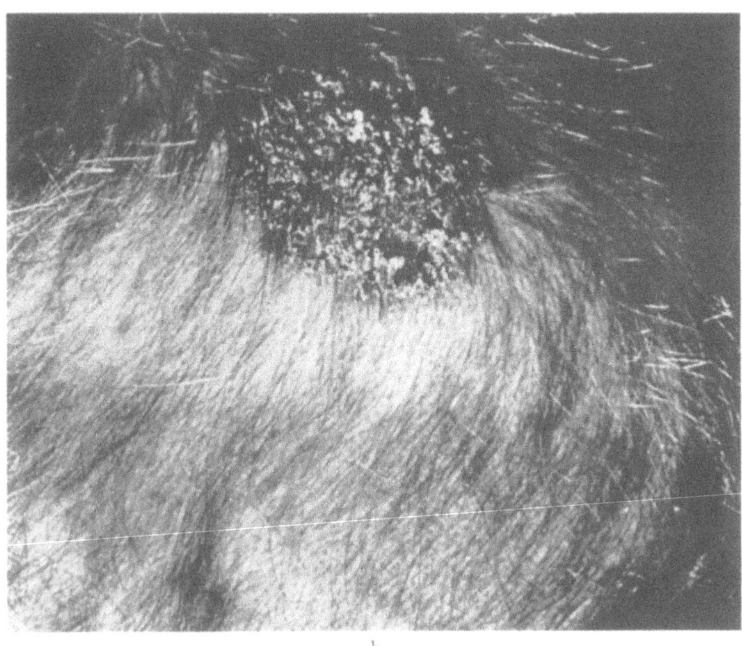

b

Abb. 17. a Favus bei einer Katze (Erreger: Trichophyton quinckeanum). b Sog. Mäusefavus am Hinterkopf (Infektionsquelle Katze Abb. 17a)

Mikrosporie

Die Mikrosporie kommt praktisch nur bei Kindern vor und heilt mit der Pubertät spontan ab. Als Heim- oder Schulinfektion tritt sie oft endemisch, gelegentlich auch epidemisch auf. Die Übertragung erfolgt entweder von Mensch zu Mensch oder vom Tier auf den Menschen. Die *humane* Form der Mikrosporie ist sehr kontagiös, die *animale* Form, die von kleinen Haustieren, Hund oder Katze, auf den Menschen übertragen wird, ist weniger ansteckend. Eine Sonderform stellen Infektionen durch Mikrosporon gypseum dar. Die Mikrosporie ist in Deutschland meldepflichtig.

Klinik. Typisch für die Mikrosporie sind münz- bis handtellergroße, überwiegend kreisrunde Herde (Abb. 18a), in denen die Haare unmittelbar über der Kopfhaut abgebrochen sind. Bei der humanen Form findet sich keinerlei Entzündung, die Oberfläche wirkt bei näherer Betrachtung reibeisenartig (Abb. 18b). Die befallenen Areale, insbesondere auch die erkrankten Haare, sehen wie „mit Mehl bestäubt" aus (Abb. 19). Bei der animalen Form fällt eine deutliche, wenn auch im allgemeinen nicht sehr starke Entzündung auf (Abb. 20), es treten häufiger als bei der humanen Form auch kreisrunde, meist jedoch nur gering schuppende Herde an Stamm und Extremitäten auf. Die Mikrosporie durch Mikrosporon gypseum ist ebenso häufig an Stamm und Extremitäten wie auf dem behaarten Kopf lokalisiert. Auch Nagelbefall kommt hier häufiger vor. Die Herde an der unbehaarten Haut gleichen denen einer oberflächlichen Trichophytie (Abb. 21).

Erreger. Mikrosporon Audouini, M. canis, M. gypseum.

Diagnose. Bei sichtbaren Herden ist die Diagnose an den typischen über der Kopfhaut abgebrochenen Haaren leicht zu stellen. Bei kleineren Herden und langem Haarwuchs ist die erkrankte Partie jedoch schwierig aufzufinden. Dies wird erheblich durch das sog. Woodlicht (Quarzlampe mit Kobaltfilter) erleichtert. Hiermit wird der behaarte Kopf abgesucht, die erkrankten Haare zeigen eine grünliche Fluorescenz. Besonders für Umgebungsuntersuchungen ist die Methode geeignet. Auf diese Weise können 50—100 Kinder in einer Stunde untersucht werden. Zur Feststellung des Erregers epiliert man am besten unter dem Woodlicht die fluorescierenden Haare.

Die *mikroskopische* Diagnose gelingt im Kalilaugepräparat leicht. Das erkrankte Haar ist massenhaft mit Sporen durchsetzt, die wie „Nüsse im Sack" liegen; auch die Züchtung bereitet keine Schwierigkeiten. Das M. Audouini zeigt ein zartes, das M. canis ein stärkeres wolliges Luftmycel, während das M. gypseum sternförmig und gipsig wächst.

Therapie. Die Behandlung der Mikrosporie ist durch das Griseofulvin erheblich vereinfacht worden. Die früher — zumindest bei der humanen Form — notwendige Röntgenepilation ist überflüssig geworden. Die Dosis beträgt 20 mg/kg Fulcin oder Likuden bzw. 10 mg/kg Fulcin S oder Likuden M, die Dauer der Behandlung 2—5 Wochen. Kurzscheren der Haare und zusätzliche lokale Maßnahmen (Sol. Castellani, Tinct. jodi oder auch Originalpräparate) sind zweckmäßig und beschleunigen die Heilung.

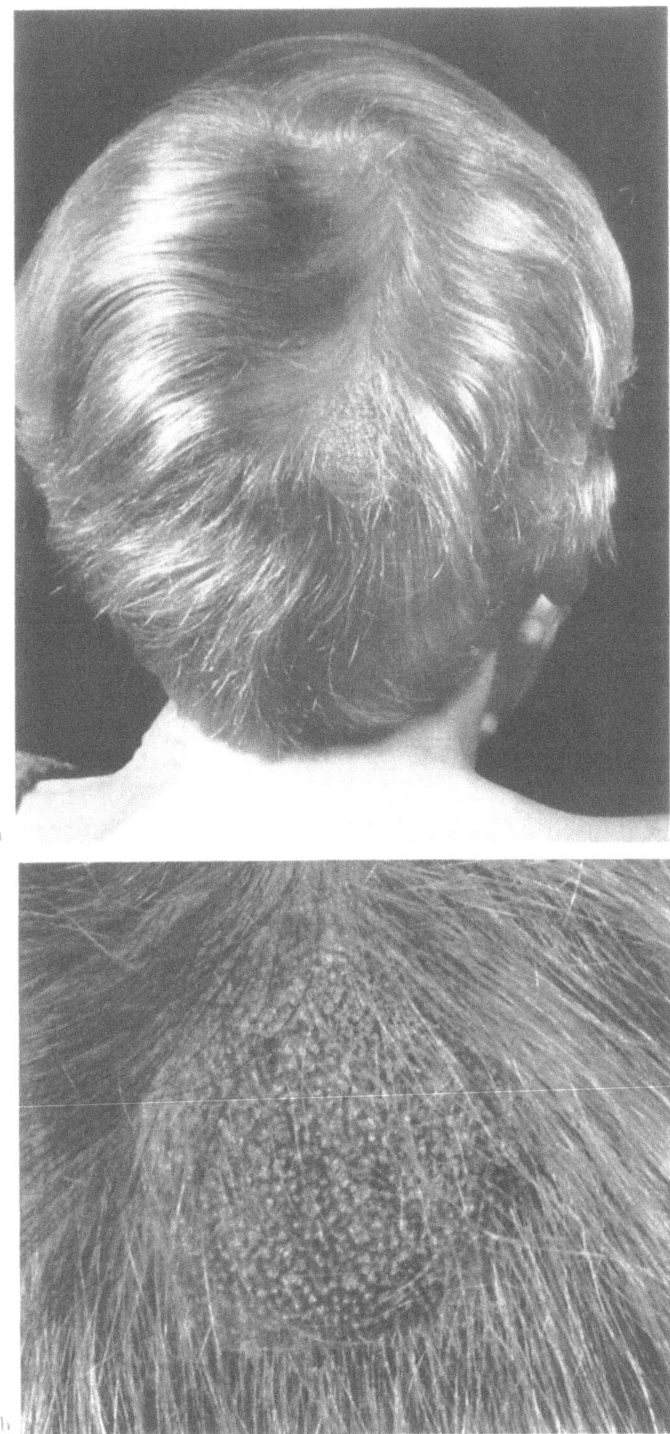

Abb. 18. a Mikrosporieherd durch M. Andouini. b Wie Abb. 18a (starke Vergrößerung)

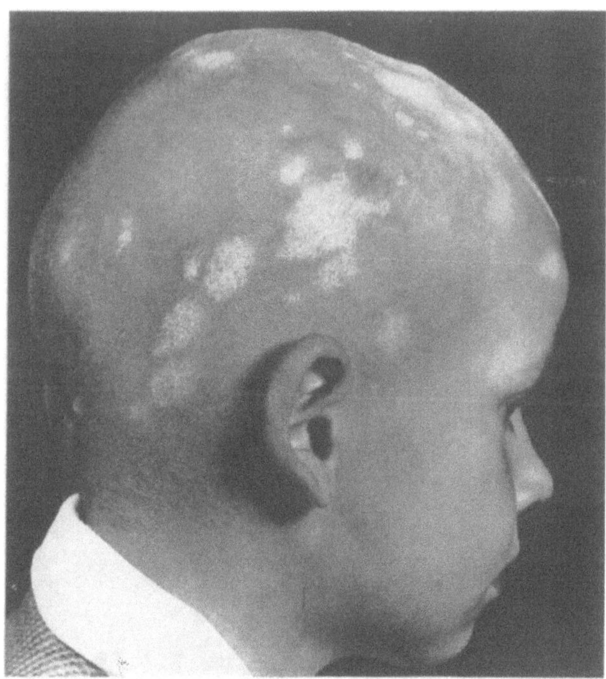

Abb. 19.
Multiple Mikrosporieherde

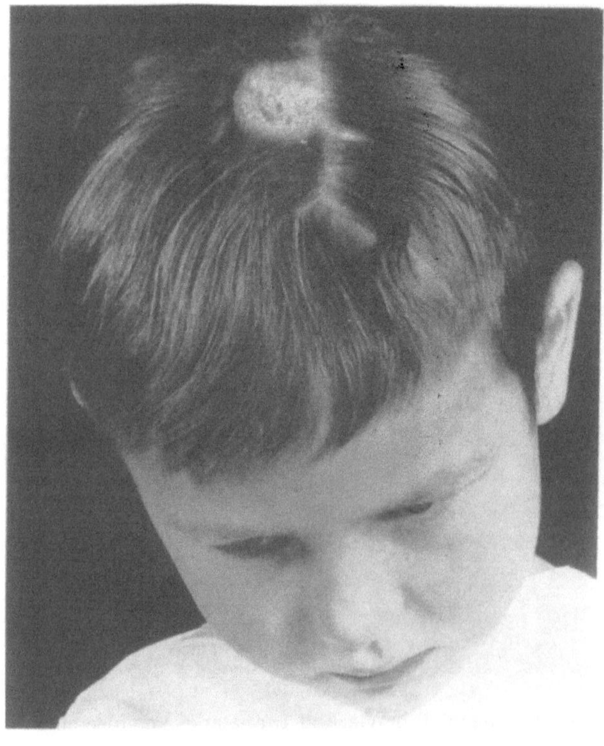

Abb. 20. Mikrosporieherd
durch M. canis

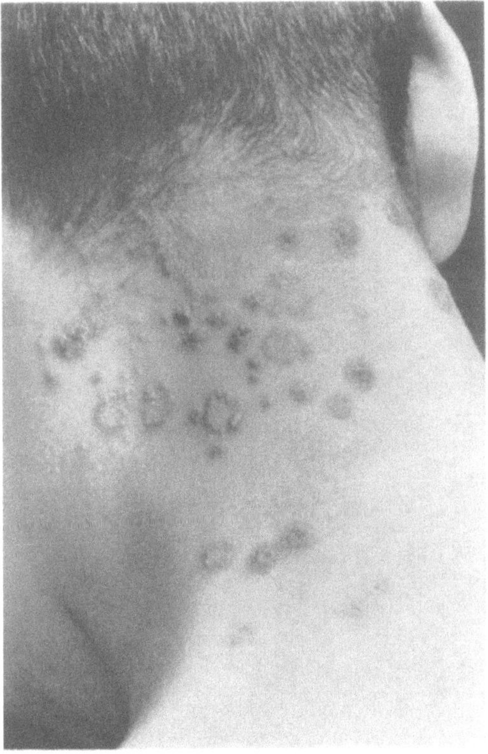

Abb. 21. Mikrosporie durch M. gypseum

Trichophytie

Die Trichophytie ist eine Pilzerkrankung der Haare und wird klinisch in eine *oberflächliche* und eine *tiefe* Form eingeteilt. Eine Mittelstellung nimmt die follikuläre Trichophytie ein. Auf dem behaarten Kopf wird eine phlegmasische (entzündliche) und eine aphlegmasische unterschieden. Bei der phlegmasischen oder tiefen Form wachsen Sporen und Hyphen vorwiegend ektothrix, also außen am Haarschaft. Hierdurch findet ein engerer Kontakt der Pilzelemente mit dem umgebenden Gewebe statt, so daß als Reaktion eine starke Entzündung auftritt. Bei der aphlegmasischen sitzen die Sporen endothrix, also im Haarschaft selbst. Durch den fehlenden oder geringeren Kontakt mit dem umgebenden Gewebe sind entzündliche Veränderungen nicht oder kaum vorhanden. Es gibt aber auch Übergangsformen, bei denen sich sowohl Pilzelemente in den Haaren als auch am Haarschaft nachweisen lassen (neoendothrix). Bei der oberflächlichen und follikulären Trichophytie sind vorwiegend Lanugohaare oder auch haarlose Follikeltrichter betroffen. Die Entzündung ist dann auf den Follikel selbst und seine nähere Umgebung beschränkt. Als Sonderform der tiefen Trichophytie kennt man die Barttrichophytie.

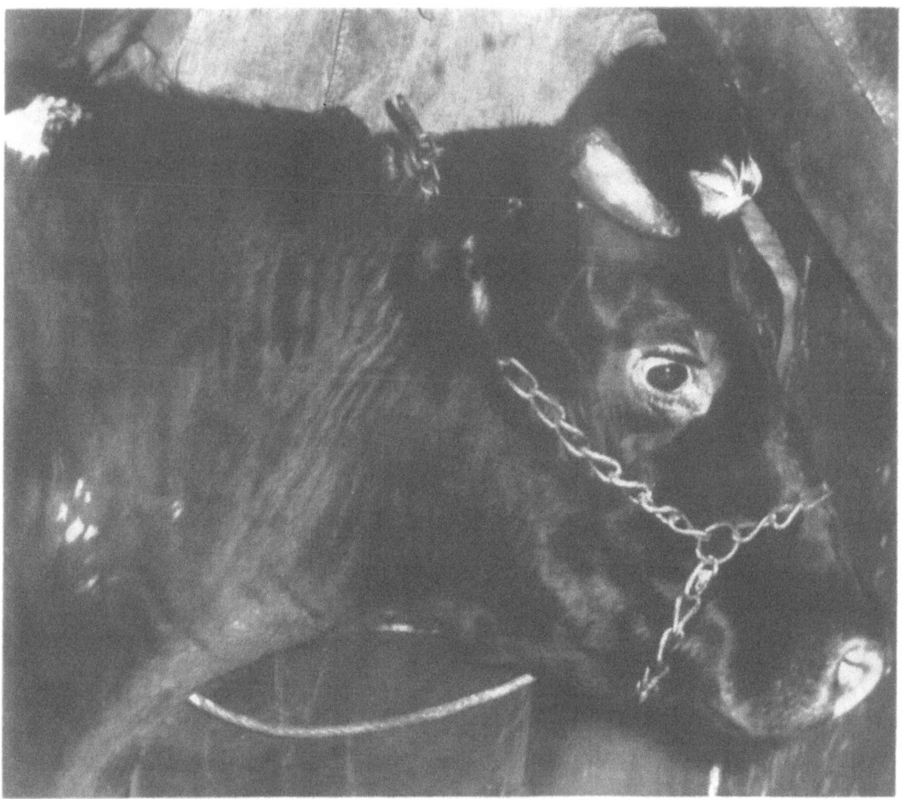

Abb. 22. Trichophytieherde bei einem Rind

Im Gegensatz zur Epidermophytie, die eine „Zivilisationskrankheit“ ist, findet man die Trichophytie endemisch oder auch epidemisch bei der unter schlechten hygienischen Verhältnissen lebenden Bevölkerung; in Westeuropa überwiegend auch bei der Landbevölkerung. Sie wird praktisch immer von Tieren, vorwiegend von Rindern, auf den Menschen übertragen (Rinderflechte, Abb. 22).

Tiefe Trichophytie (Trichophytia profunda)

Die tiefe Trichophytie kommt auf dem behaarten Kopf (vorwiegend bei Kindern) oder bei Männern im Bartbereich vor. Am Stamm und Extremitäten wird sie nur ausnahmsweise beobachtet.

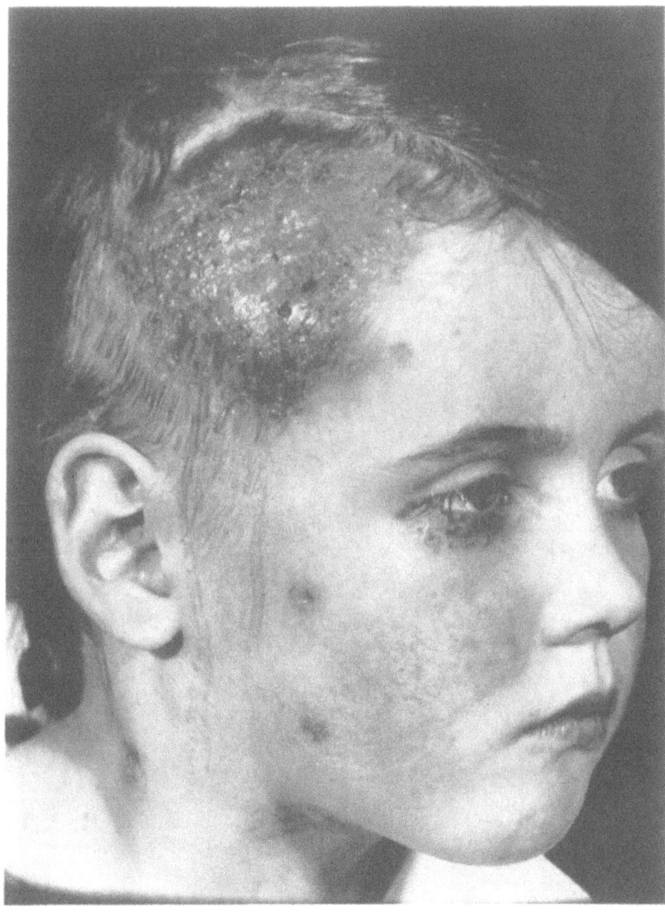

Abb. 23. Tiefe Trichophytie (Kerion Celsi) und oberflächliche Trichophytie am Unterlid

Klinik. Im Beginn entwickeln sich eine oder mehrere unscheinbare follikuläre Papeln, bei denen kaum eine entzündliche Reaktion zu erkennen ist. Diese werden, da sie keine Beschwerden verursachen, auf dem behaarten Kopf übersehen. Es kommt jedoch innerhalb von Tagen, höchstens einigen Wochen, zur Bildung zahlreicher auch größerer fluktuierender Knoten, die zu handflächengroßen Abscessen zusammenfließen können, aus denen sich auf Druck siebartig oder wie aus einer Honigwabe (Kerion) Eiter entleert (Abb. 23). Gleichzeitig können am übrigen Körper oberflächliche Trichophytieherde bestehen (Abb. 24). In einigen Fällen wird auch ein Trichophytid verschiedener Form (maculopapulös, lichenoid, multiformeähnlich) beobachtet (Abb. 25a und b). Aber auch ungewöhnliche Exanthemformen (z. B. Granuloma anulare) kommen gelegentlich bei einer tiefen Trichophytie als Trichophytid vor.

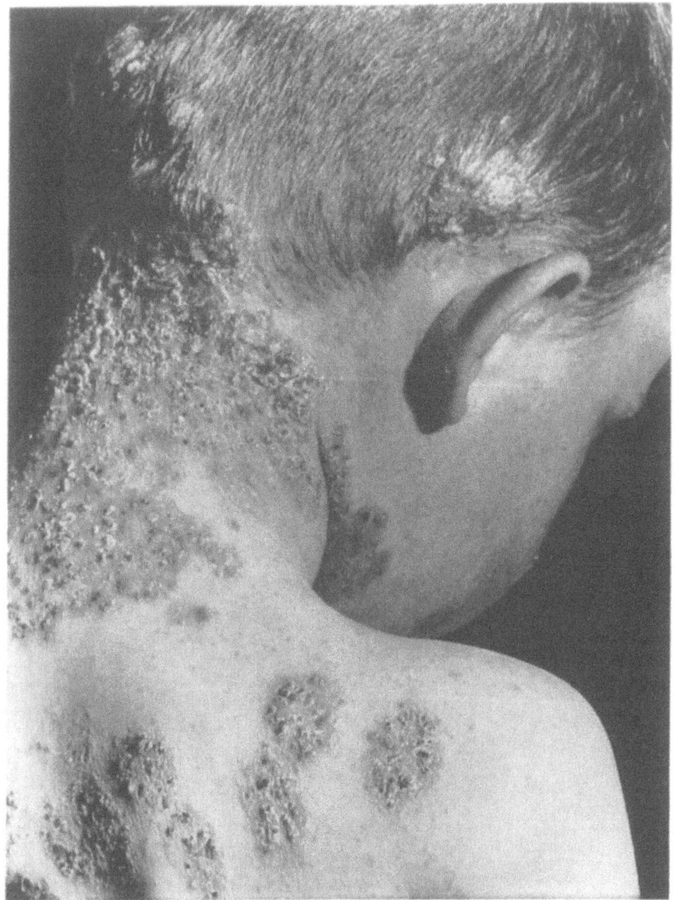

Abb. 24. Tiefe und oberflächliche Trichophytie im Nacken, Gesicht und am Stamm

Erreger. Sämtliche Trichophytonarten mit Ausnahme von Tr. tonsurans, das aphlegmasische Trichophytien verursacht; in Europa besonders: Tr. verrucosum, seltener Tr. mentagrophytes, Tr. rosaceum, Tr. rubrum.

Diagnose. Obwohl die Verdachtsdiagnose klinisch in fortgeschrittenen Fällen keine allzu großen Schwierigkeiten macht, kommen Fehldiagnosen mit banalen Abscessen und Furunkeln vor. Mykologisch sind die Pilze im Nativpräparat in den Haaren oder am Haarschaft leicht nachweisbar (Abb. 4); Aufbewahrung der Haare in der feuchten Kammer erleichtert die Diagnose. Der kulturelle Nachweis gelingt oft erst nach 3 Wochen, da der häufigste Erreger der Trichophytie, das Tr. verrucosum, sehr langsam wächst und erst nach 2—3 Wochen hirsekorn- bis linsengroße, hefeartige, rauhe Kolonien bildet. Der Trichophytintest ist zwar immer positiv, aber nicht absolut spezifisch.

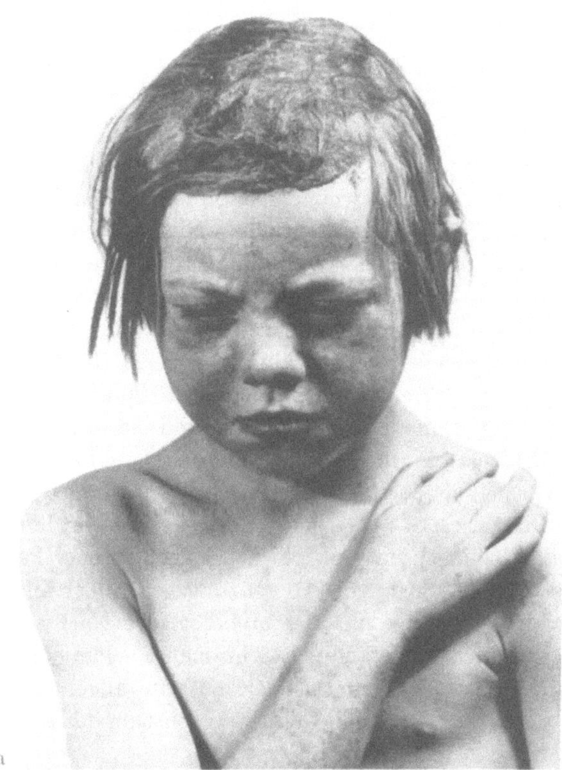

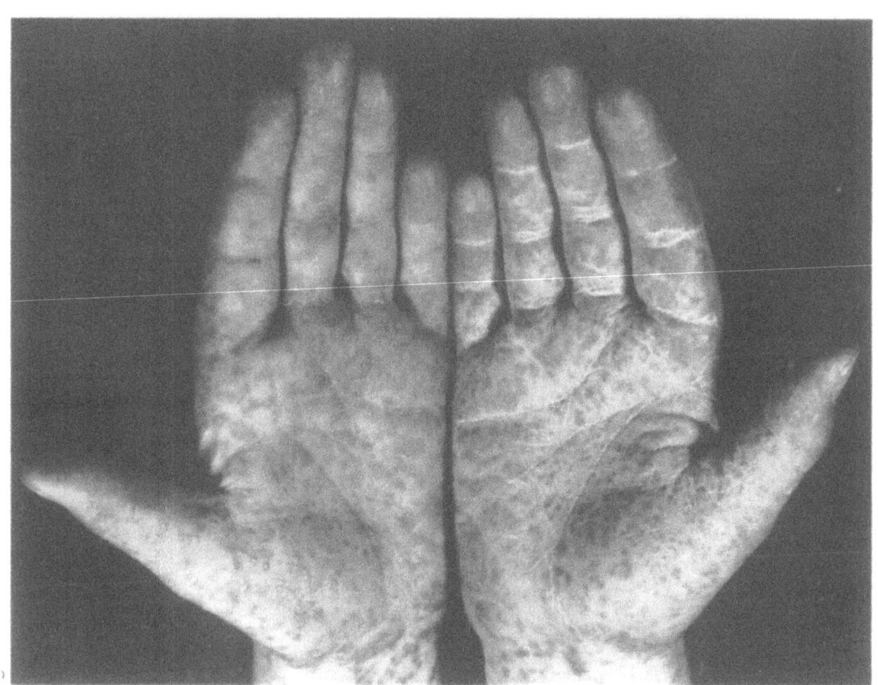

Abb. 25. a Maculopapulöses Trichophytid bei tiefer Trichophytie. b Trichophytid an den Handinnenflächen

Oberflächliche Trichophytie (Trichophytia superficialis)

Die oberflächliche Trichophytie ist vorwiegend an lanugobehaarter Haut oder als aphlegmasische Form auf dem behaarten Kopf lokalisiert. Die letztere ist allerdings in Westeuropa selten.

Klinik. Die Erkrankung beginnt mit einem kleinen entzündlichen Knötchen, das sich mehr oder weniger rasch zentrifugal zu kreisrunden, durch Zusammenfließen zu girlandenförmigen oder landkartenartigen Herden vergrößert (Abb. 26). Gelegentlich, besonders bei Kindern, tritt auch eine stärkere Entzündung in Form follikulärer Pusteln hervor (Abb. 27a). Auf der anderen Seite finden sich aber auch stark mit Schuppen besetzte und scharf abgegrenzte psoriasiforme Plaques (Abb. 27b). Im Gesicht kann die oberflächliche Trichophytie einem seborrhoischen oder mikrobiellen Ekzem ähnlich sehen (Abb. 27c); dabei können auch Augenbrauen und Wimpern mitbefallen sein. Aphlegmasische Herde auf dem behaarten Kopf greifen manchmal auf Stirn und Nacken über (Abb. 28).

Erreger. Sämtliche Trichophytonarten; vorwiegend Tr. verrucosum und Tr. tonsurans; seltener Tr. violaceum, Tr. mentagrophytes und Tr. rubrum.

Diagnose. In typischen Fällen ist die Verdachtsdiagnose leicht zu stellen. Verwechslungen mit mikrobiellen Ekzemen oder Psoriasisherden sind aber durchaus möglich. Sogar die Abgrenzung gegenüber einem Lupus vulgaris kann notwendig sein (Abb. 29). Der mykologische Nachweis des Erregers gelingt immer leicht in den randständigen Schuppen oder im Pusteleiter. Auch die Anzüchtung des Erregers aus dem Pusteleiter ist im allgemeinen nicht schwierig, da er nur selten Bakterien enthält, die das Wachstum des Pilzes verhindern könnten.

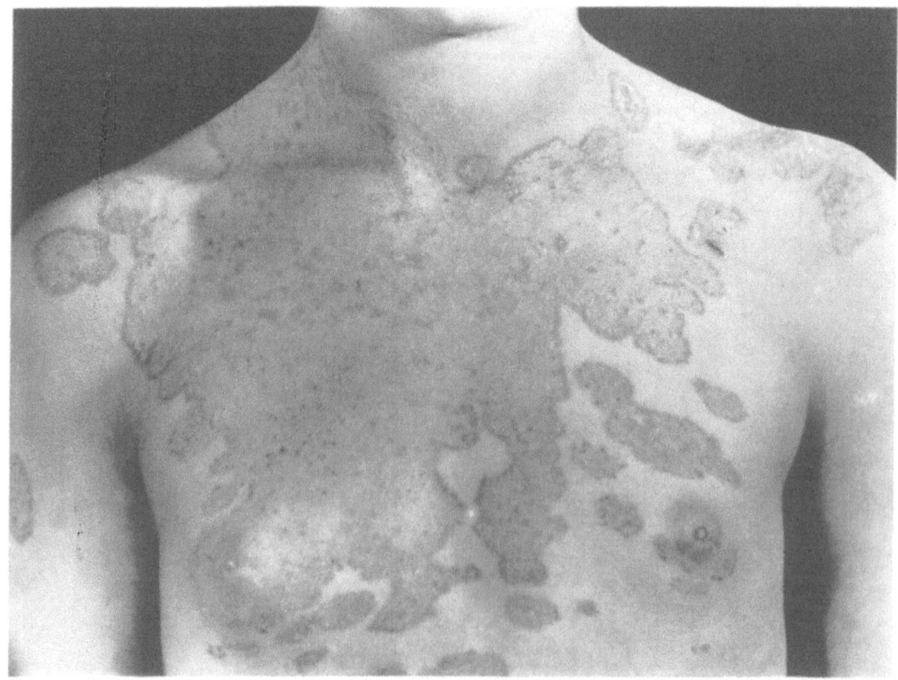

Abb. 26. Oberflächliche Trichophytie (landkartenartig)

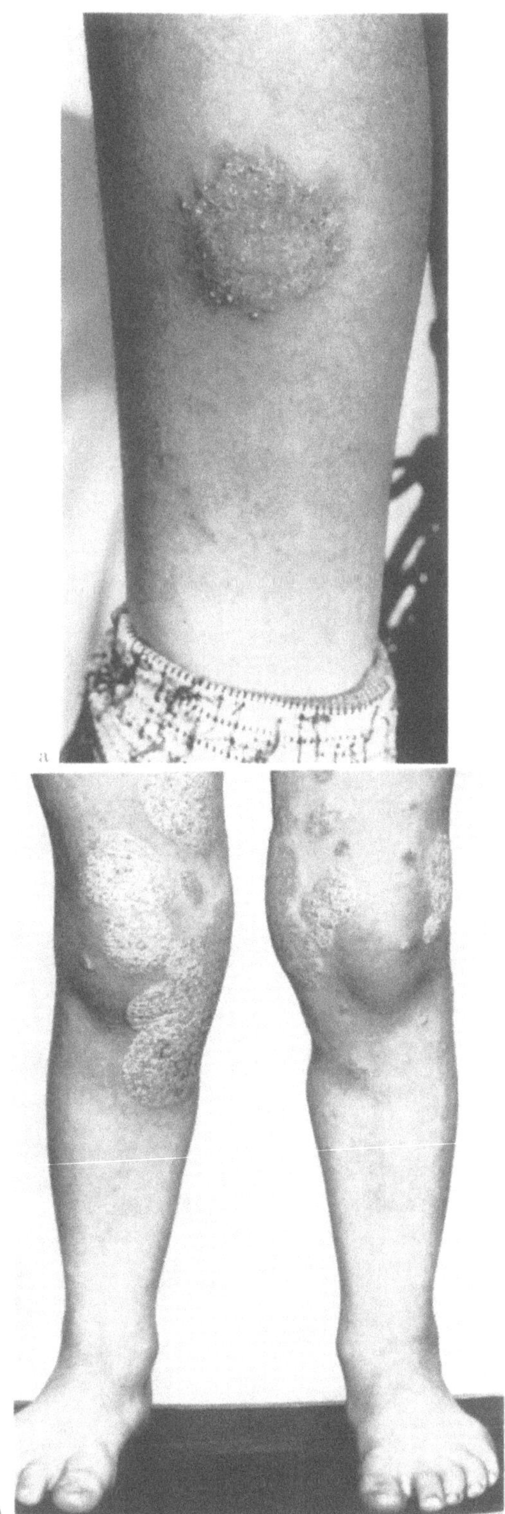

Abb. 27a u. b. Oberflächliche Trichophytie. a Pustuläre Form, b Psoriatische Form

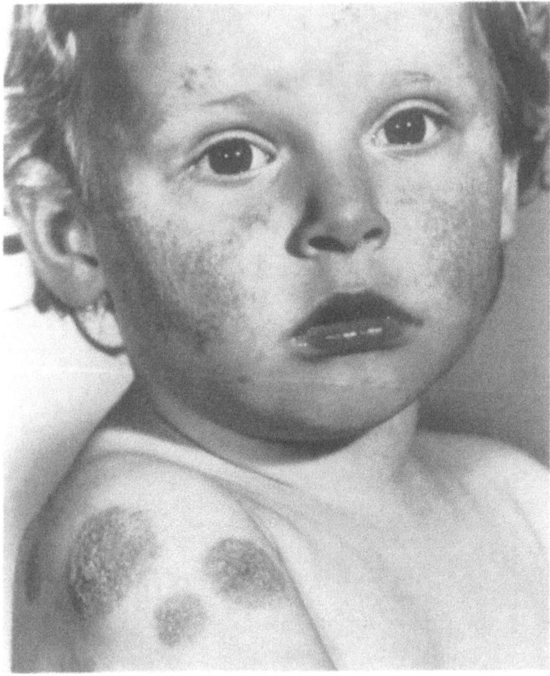

Abb. 27 c. Oberflächliche Trichophytie. Seborrhoide Form

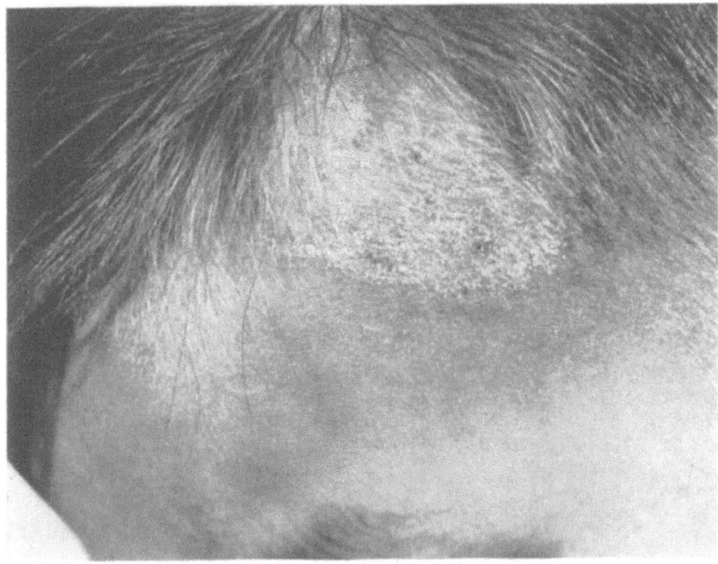

Abb. 28. Aphlegmasische (nicht entzündliche) Trichophytie des behaarten Kopfes

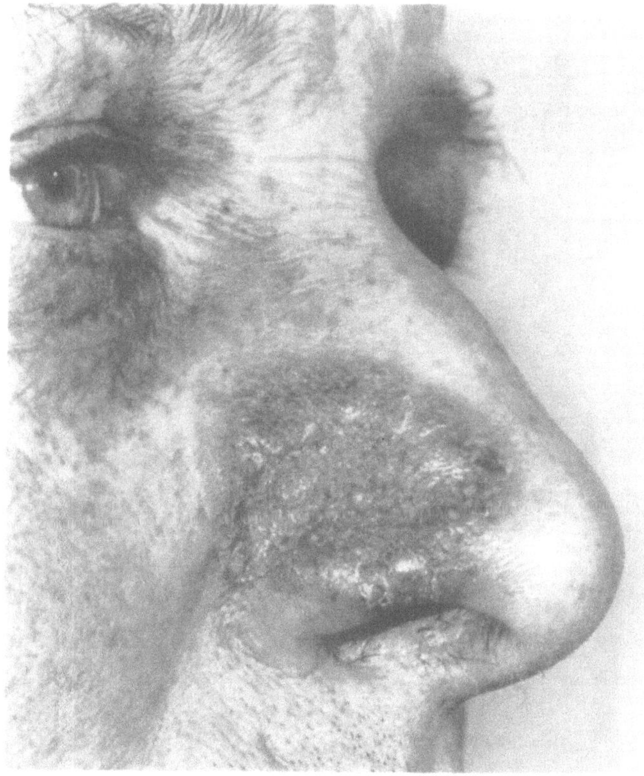

Abb. 29. „Lupoide“ Trichophytie

Barttrichophytie (Trichophytia barbae, Sycosis non parasitaria)

Die Trichophytien des Bartes sind seit der Selbstrasur viel seltener geworden. Früher wurden sie überwiegend in Rasierstuben übertragen. Bei der Landbevölkerung kommt sie besonders noch bei Melkern vor.

Klinik. Die Barttrichophytie beginnt mit kleinen follikulären Pusteln, die sich wie bei der tiefen Trichophytie des behaarten Kopfes in furunkuloide Knoten (Abb. 30) oder größere konfluierende und fluktuierende Abscesse (Abb. 31) umwandeln. Bei jüngeren Männern und Beginn der Erkrankung an der lanugobehaarten Haut der Wange kann die Barttrichophytie auch einer oberflächlichen Trichophytie ähnlich sehen (Abb. 32) und wird bei Melkern durch Anlegen der Wange an die Kühe häufiger beobachtet.

Erreger. Verschiedene Trichophytonarten, besonders Tr. verrucosum, Tr. rosaceum, Tr. violaceum und Tr. rubrum.

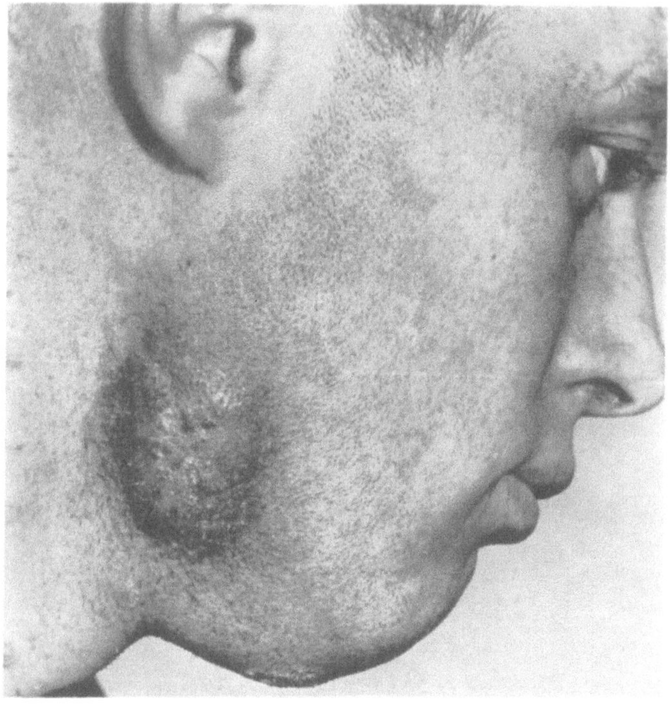

Abb. 30. Barttrichophytie (furunkuloide Form)

Diagnose. Im Beginn der Erkrankung ist die Abgrenzung von der banalen staphylogenen Folliculitis (Sycosis parasitaria) nicht leicht. Auch sonstige bakterielle Erkrankungen (Furunkel, Abscesse) machen klinisch differentialdiagnostische Schwierigkeiten. Der Pilznachweis gelingt dagegen in den leicht zu epilierenden Haaren oder im Pusteleiter relativ einfach, die kulturelle Anzüchtung des Erregers ist nicht schwierig, wobei allerdings an das langsame und spärliche Wachstum des Tr. verrucosum zu denken ist.

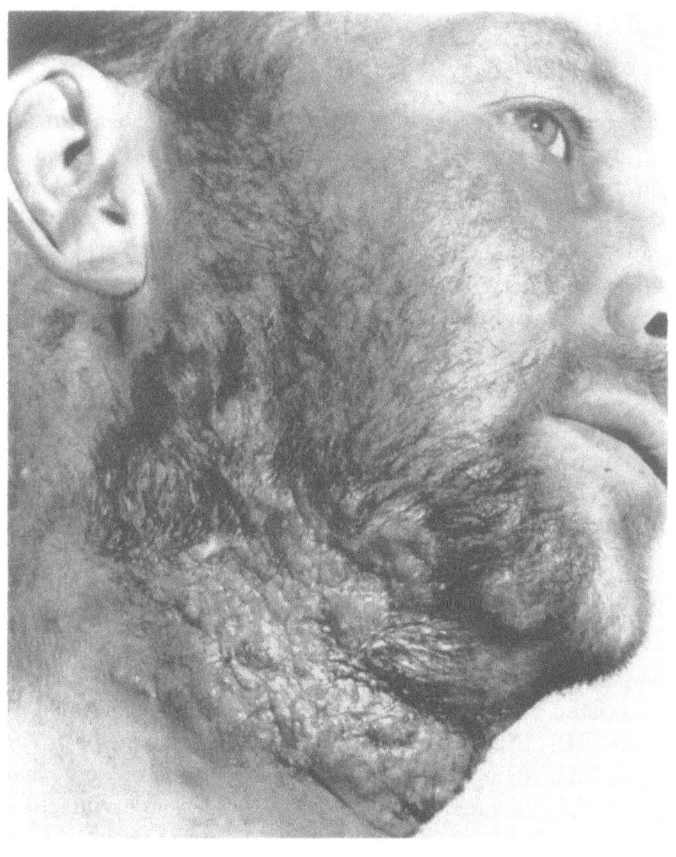

Abb. 31. Barttrichophytie (abscedierende Form)

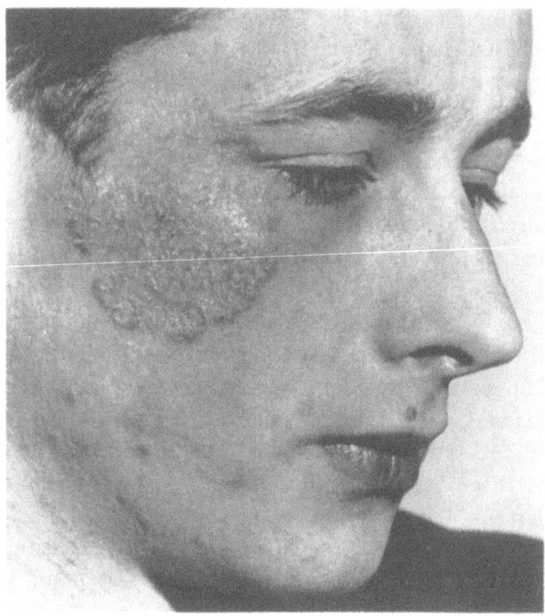

Abb. 32. Oberflächliche Trichophytie bei einem Melker

Follikuläre Trichophytie der Unterschenkel

Eine Sonderform stellt die Trichophytie an den Unterschenkeln dar, da sie von Infektionen durch Tr. verrucosum oder Tr. violaceum abgesehen, praktisch nur bei Frauen, vorwiegend jüngeren Alters, vorkommt. Besonderheiten der Pathogenese stellen periphere Durchblutungsstörungen dar, als deren Ausdruck oft eine Acrocyanose, Erythrocyanosis crurum puellarum oder Pernionen bestehen. Nahezu immer ist gleichzeitig eine Pilzerkrankung der Füße und Fußnägel vorhanden. Als zusätzliches pathogenetisches Moment kommt das Tragen von Kunstfaserstrümpfen hinzu, die eine Abdunstung des Hautschweißes verhindern und somit Bedingungen einer „feuchten Kammer" schaffen.

Klinik. Das klinische Bild ist sehr verschiedenartig. Neben einzelnen, kleinen follikulären Knötchen oder Pusteln findet man größere, erbs- bis bohnengroße, leicht schuppende Knoten, die teilweise oberflächlich ulceriert und mit einer Borke besetzt sind. Sie können einseitig an umschriebener Stelle oder aber auch an beiden Unterschenkeln ausgedehnt auftreten. Gelegentlich findet man jedoch auch konfluierende blaurote Infiltrate, in denen mehrere kirsch- bis pflaumengroße, vielfach ulcerierte Knoten nachweisbar sind (Abb. 33).

Diagnose. Fehldiagnosen kommen gerade bei dieser Form der Trichophytie häufig vor, am meisten sind es Tuberkulide, Pernionen, Pyodermien oder pyodermisierte Ekzeme. Die Abgrenzung hiervon ist nur durch eine mykologische Untersuchung möglich. Gelingt der Nachweis von Pilzen in den Haaren oder suprafollikulären Schuppen nicht, so läßt er sich durch eine einfache Methode doch noch erbringen. Über die verdächtige Stelle wird für 5—8 Tage ein breiter Leukoplaststreifen geklebt. Unter diesem Streifen, der wie eine feuchte Kammer wirkt, kommt es zu einer Pustelbildung (Abb. 34). In dem Pusteleiter selbst sowie in den Lanugohaaren oder Schüppchen lassen sich dann massenhaft Sporen oder Mycelfäden nachweisen. Auch die kulturelle Züchtung gelingt danach leichter. Versagt auch diese Methode, so bleibt noch die Möglichkeit einer histologischen Untersuchung (Abb. 35).

Therapie. Die *tiefe* Trichophytie hat eine Neigung zur Spontanheilung, die bei der Therapie durch Mobilisierung der Antikörper unterstützt werden sollte. Man spritzt Trichophytin in steigender Dosierung, beginnt mit einer Verdünnung von 1:1000 und steigert je nach Reaktion alle 2—3 Tage auf 1:100, 1:10, 1:1 intracutan, später dann 0,1, 0,2—0,5 ml subcutan. Zusätzlich gilt es, die Abscesse zur Einschmelzung zu bringen, was am besten mit warmen Kompressen (z. B. Leinsamensäckchen) erreicht wird. Anschließend kann reines Ichthyol oder 20—50%ige Salbe angewandt werden; als Salbengrundlage dient am besten Adeps suillus benzoatus. Gut bewährt hat sich auch eine 20%ige Eleudronsalbe, am Körper mit Vaseline, auf dem behaarten Kopf und im Bart mit Adeps suill. benz. als Grundlage. Diese Salben kommen intensiver zur Wirkung, wenn ihnen bis zu 50% Schmierseife (Sapo kalinus) zugesetzt wird. Manuelle Epilationen erkrankter Haare sind von Nutzen. Sind Abscesse auf diese Weise eingeschmolzen und abgeflacht, können Tinkturen (z. B. Jod, Sol. Castellani, Tinct. Arning) oder auch Originalpräparate angewandt werden.

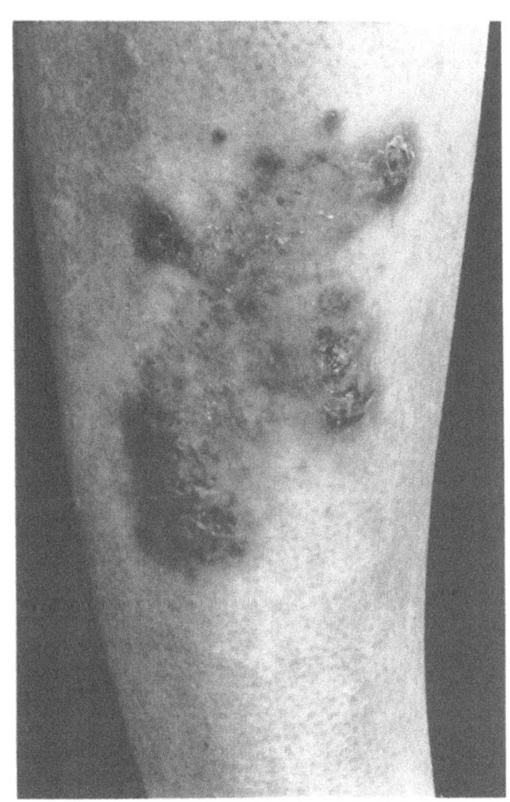

Abb. 33. Erythema induratum-ähnliche Trichophytie am Unterschenkel

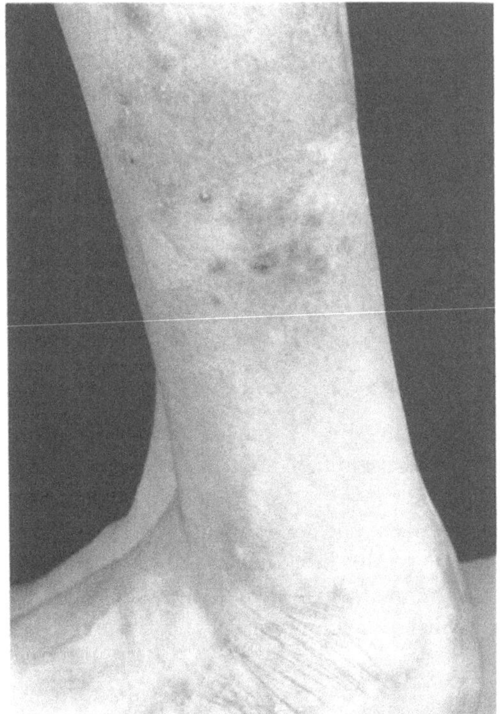

Abb. 34. Follikuläre Trichophytie (Provokation nach Aufkleben eines Heftpflasterstreifens)

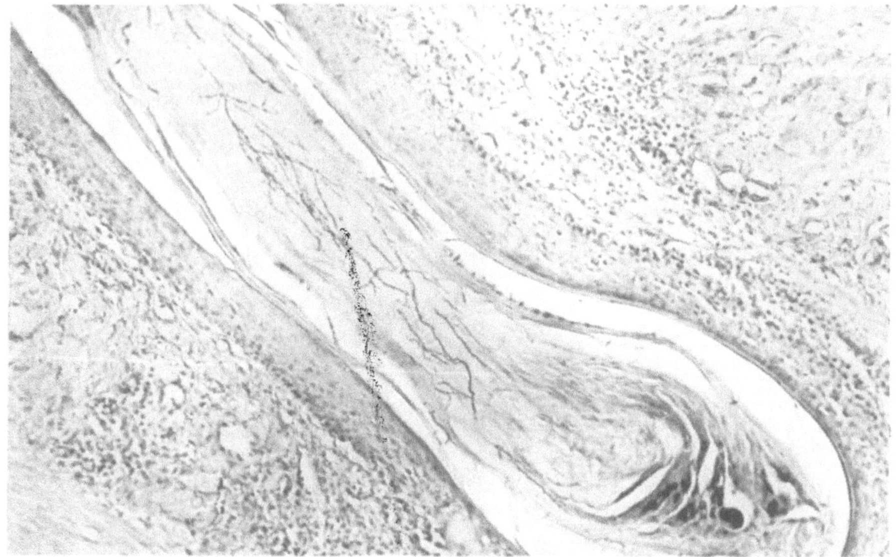

Abb. 35. Mycelfäden im Haar bei follikulärer Trichophytie

Die *oberflächliche* Trichophytie außerhalb des behaarten Kopfes kann verhältnismäßig leicht zur Abheilung gebracht werden. Antimykotische Tinkturen, Pasten oder Salben, aber auch Originalpräparate sind wirksam. Griseofulvin ist meistens nur bei hartnäckigeren Fällen erforderlich.

Die *aphlegmasische* Trichophytie des Kopfes ist weitaus therapieresistenter und erfordert im allgemeinen neben der Anwendung lokaler Maßnahmen die Gabe von Griseofulvin (Likuden oder Fulcin 2 × 2 Tbl.) bis zur klinischen und mykologischen Abheilung.

Bei der *follikulären* Trichophytie der Unterschenkel muß eine Epidermophytie und Onychomykose (Tinea) der Füße mitbehandelt werden, da es von hieraus sonst immer wieder zu einem Rezidiv kommt. Auch hier ist neben lokalen Maßnahmen (Tinkturen, Schüttelmixturen und Pasten) gleichzeitige Behandlung mit Griseofulvin in derselben Dosierung angezeigt. Da nahezu immer auch Durchblutungsstörungen bestehen, sind zusätzlich periphere Kreislaufmittel von Nutzen.

Tinea (Epidermophytie)

Unter der Bezeichnung Tinea werden nach Vorschlag von Götz alle Dermatomykosen zusammengefaßt, bei denen sich die Erkrankung auf die Epidermis und Nägel beschränkt. Da jedoch in vielen Lehr- und Handbüchern die alten Bezeichnungen noch gebräuchlich sind, sollen sie jeweils mit aufgeführt werden. Die Tinea zählt in manchen Ländern zu den häufigsten Erkrankungen überhaupt. An ihrer einfachen Form, der sog. Zwischenzehenmykose (Tinea pedum), sind in zivilisierten Ländern bis zu 50% der Bevölkerung zumindest latent erkrankt.

Therapeutisch nehmen sie durch Hartnäckigkeit und Rezidivneigung, allgemeinmedizinisch durch Allergisierung und sozialpolitisch durch den hierdurch bedingten Arbeitsausfall eine Sonderstellung ein.

Tinea pedum, Tinea manuum

Bei der Tinea an Füßen und Händen lassen sich im allgemeinen zwei gut abgrenzbare Formen unterscheiden, die *vesiculöse* oder *dysidrotische* und die *spuamös-hyperkeratotische* Form. Die Übertragung erfolgt indirekt von Mensch zu Mensch in Schwimmbädern, Waschkauen und Gemeinschaftsräumen.

Klinik. An den *Füßen* werden praktisch immer zunächst die Zwischenzehenräume befallen, und zwar vorwiegend der 3. und 4. Zwischenzehenraum. Im latenten Stadium bleibt die Schuppung diskret (Abb. 36a). Lästig und daher bemerkt wird sie erst, wenn es zur stärkeren Sekretion, Maceration und Juckreiz kommt (Abb. 36b) oder eine Ausbreitung auf Fußsohlen und Fußrücken stattfindet. Hierbei kann es je nach Art des Erregers und äußerer Faktoren zu einer feinen areolären Desquamation (Abb. 37a) oder zu einer randbetonten Schuppung mit stärkerer Lichenifikation der Haut kommen (Abb. 37b). Bei der vesiculösen Form findet man zahlreiche stecknadelkopf- bis erbsgroße Bläschen (Abb. 38), während die squamös-hyperkeratotische Form zu grob-lamellöser festhaftender Schuppung führt. An den *Händen* geht die Tinea oft von den Fingern oder Fingerzwischenräumen aus. Hier findet man eine feine oder gröbere, vorwiegend areoläre Schuppung, die durch mykologische Untersuchungen von der Dysidrosis lamellosa sicca (Abb. 39) zu trennen ist. Sie kann sich unter verschiedenen Bildern über die gesamte Handinnenfläche ausbreiten oder auch lange Zeit auf bestimmte Areale beschränkt bleiben. Manchmal weisen besonders die Handlinien eine feinlamellöse Schuppung auf (Abb. 40a). Bei stärkerer Schuppung kann es zu Verwechslungen mit Kontaktekzemen (Abb. 40b) kommen. Differentialdiagnostisch ist weiterhin das pustulöse Bacterid Andrews (Abb. 41a) bzw. die pustulöse oder vulgäre Psoriasis (Abb. 41b) durch den Pilznachweis abzugrenzen. Greift die Tinea auf den Handrücken über und besteht zusätzlich eine Ekzematisation, so wird die Abgrenzung vom vulgären oder Kontaktekzem schwierig (Abb. 42a). Die vesiculöse Form (Abb. 42b) ist vom dysidrosiformen Mykid (Abb. 42c) zu unterscheiden. Hierbei handelt es sich um eine allergische Reaktion auf eine Pilzerkrankung an anderer Stelle, meist in den Zwischenzehenräumen. Diese Mykide sind für die Pathogenese mancher Handekzeme, besonders auch der Gewerbeekzeme, von großer Bedeutung. Klinisch weist die vesiculöse Form der Tinea gegenüber dem dysidrosiformen Mykid eine deutlichere Schuppung auf. Mykide werden auch unter antibiotischer Behandlung als parallergische Reaktion beobachtet, im Beginn einer Griseofulvinbehandlung kommen sie als heftiger Bläschenschub vor. Hierbei handelt es sich offenbar um eine Herxheimer-Reaktion.

Erreger. Sämtliche Dermatomyceten, vorwiegend Tr. mentagrophytes, Tr. rubrum und E. floccosum, seltener Candidaarten.

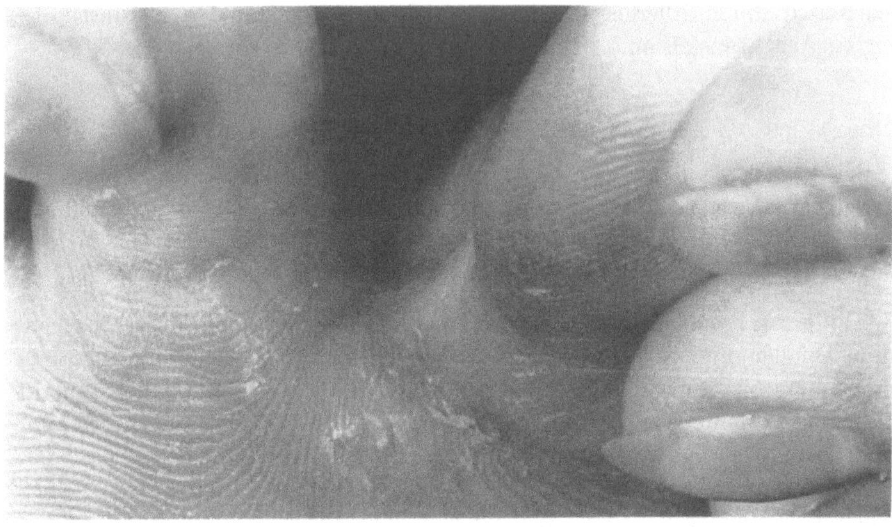

a

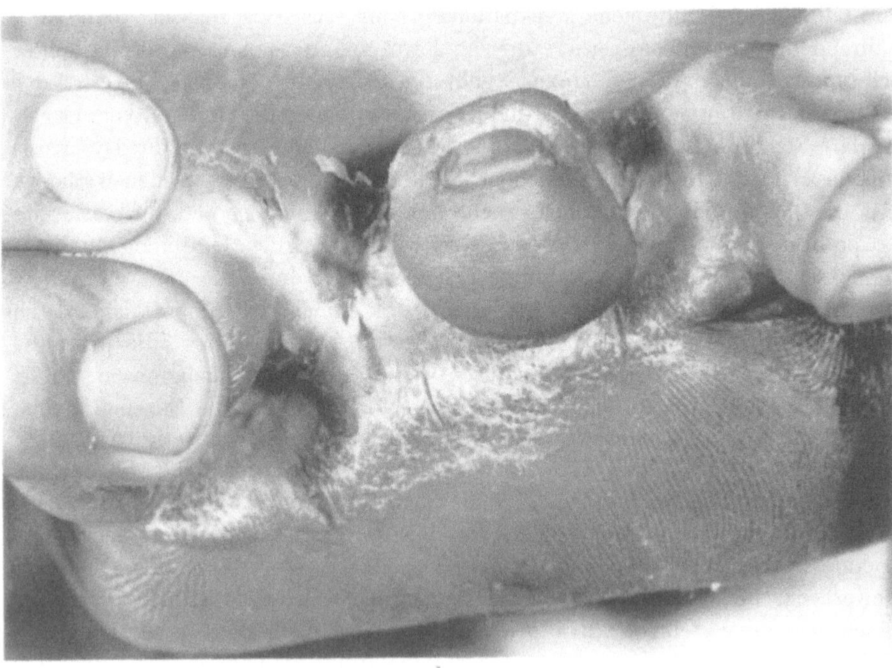

b

Abb. 36. a Tinea pedis (diskrete Form), b Tinea pedis macerative Form

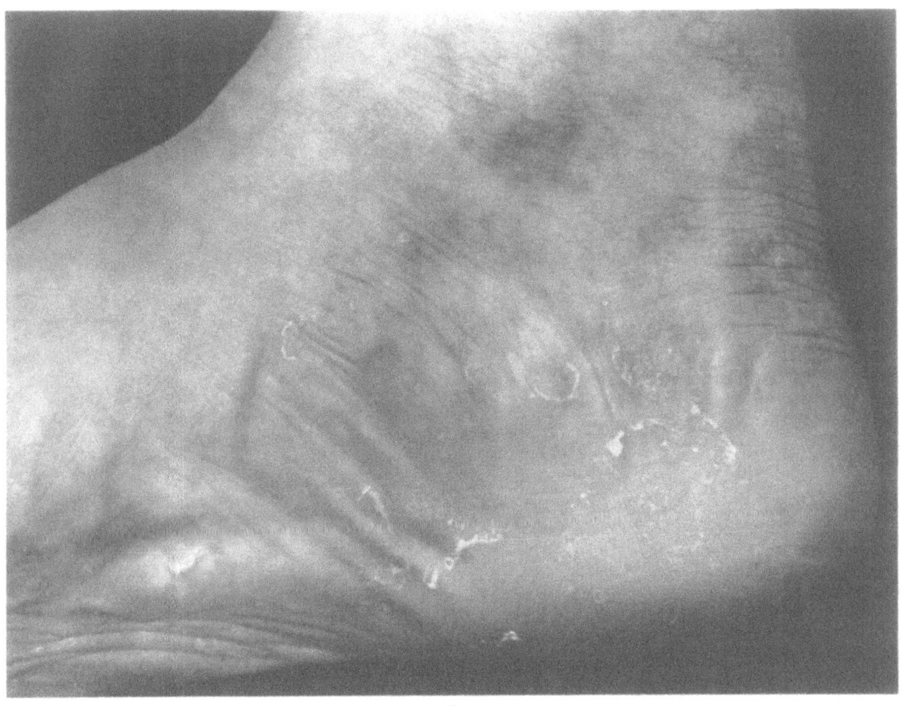

a

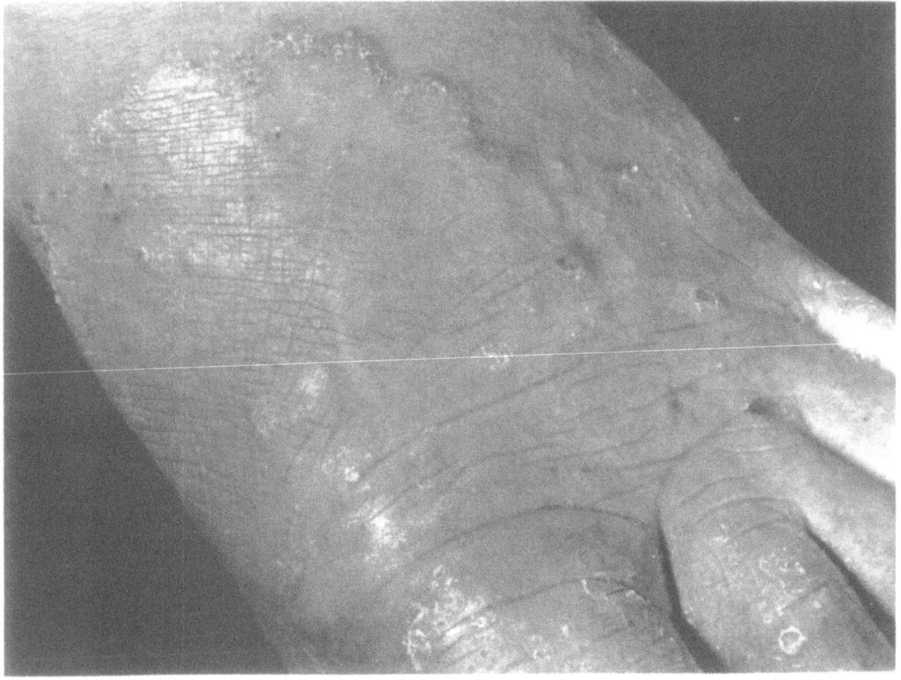

b

Abb. 37a u. b. Tinea pedis. a Areoläre Form, b Ekzematoide Form

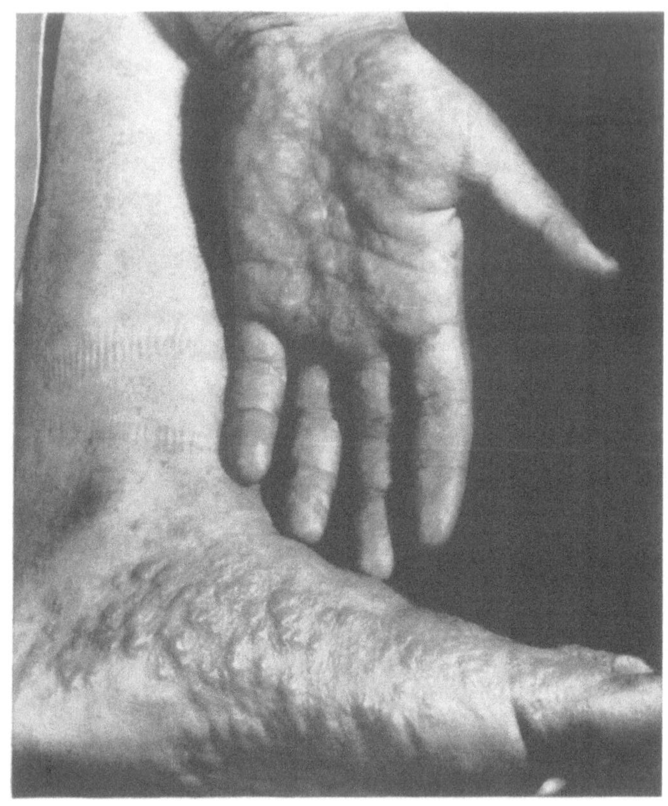

Abb. 38. Tinea pedum et manuum (verisulöse Form)

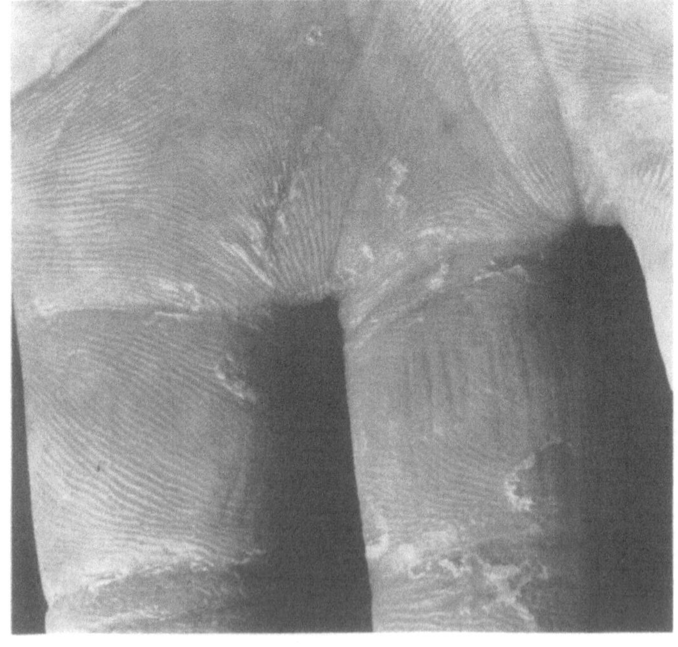

Abb. 39. Tinea manus (areolär-desquamative Form)

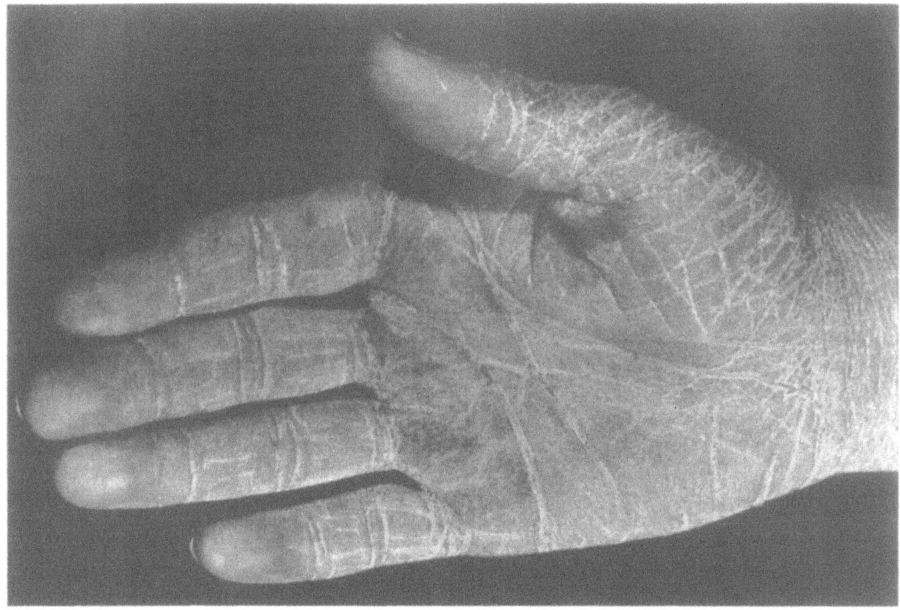

a

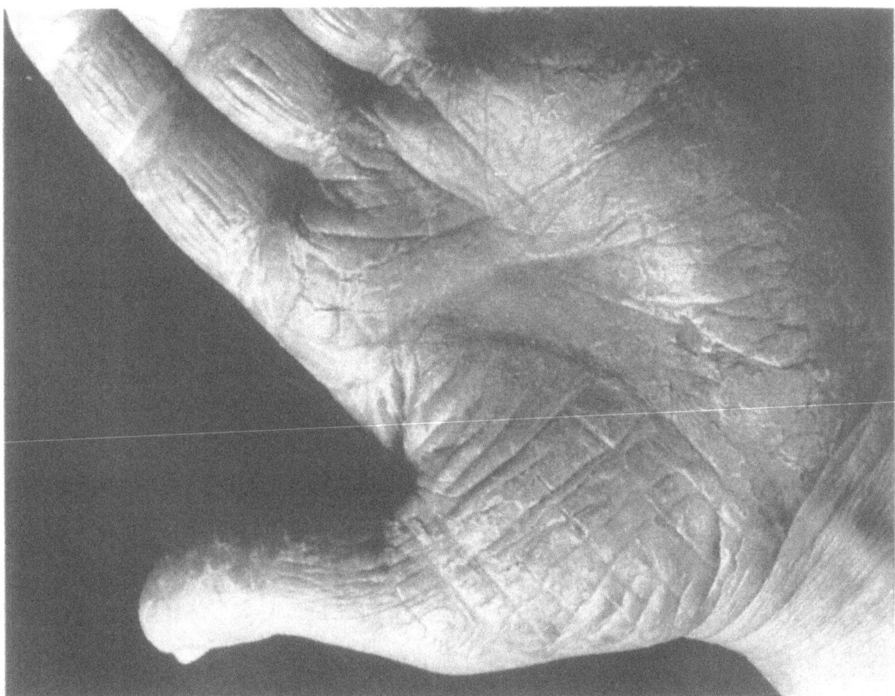

b

Abb. 40 a u. b. Tinea manus. a Mit intensiver Schuppung in den Spaltlinien, b Squamös-hyperkeratotische Form

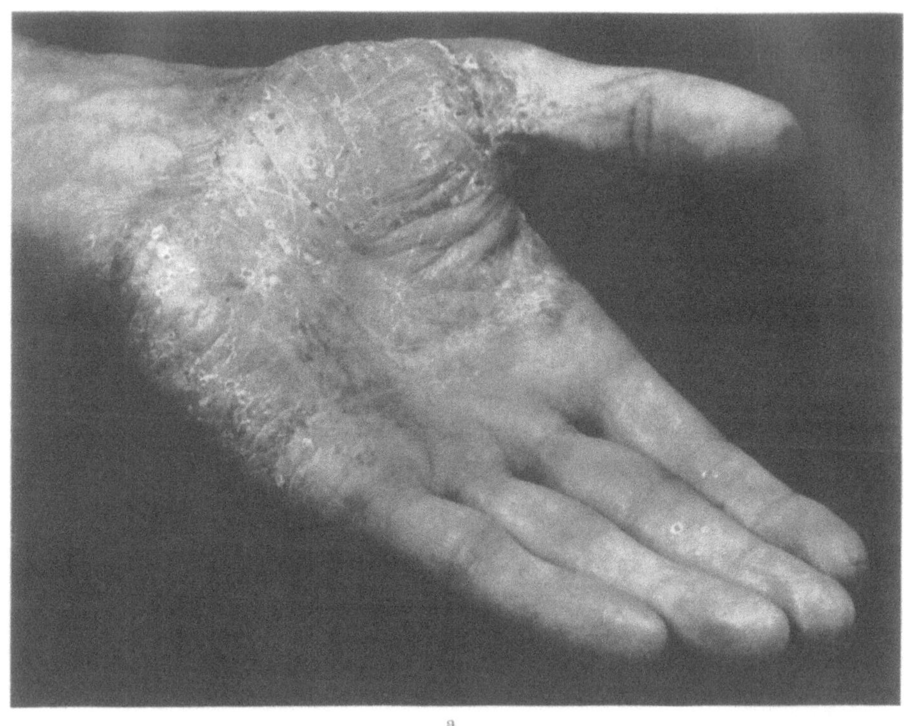

a

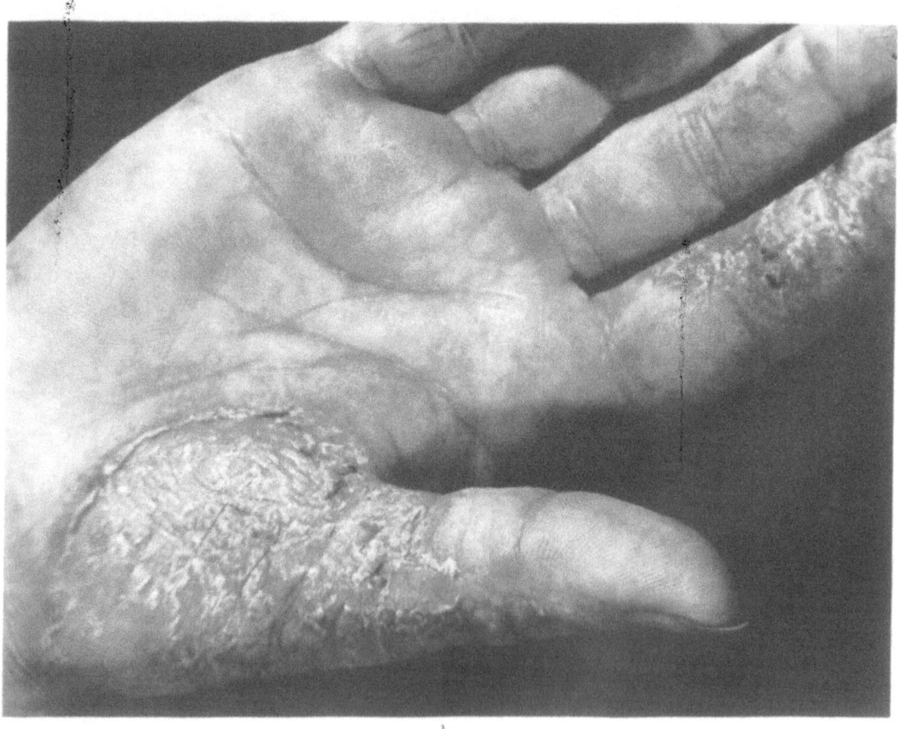

b

Abb. 41. a Pustulöses Bakterid Andrews (Pilze negativ). b Psoriasis pustulosa

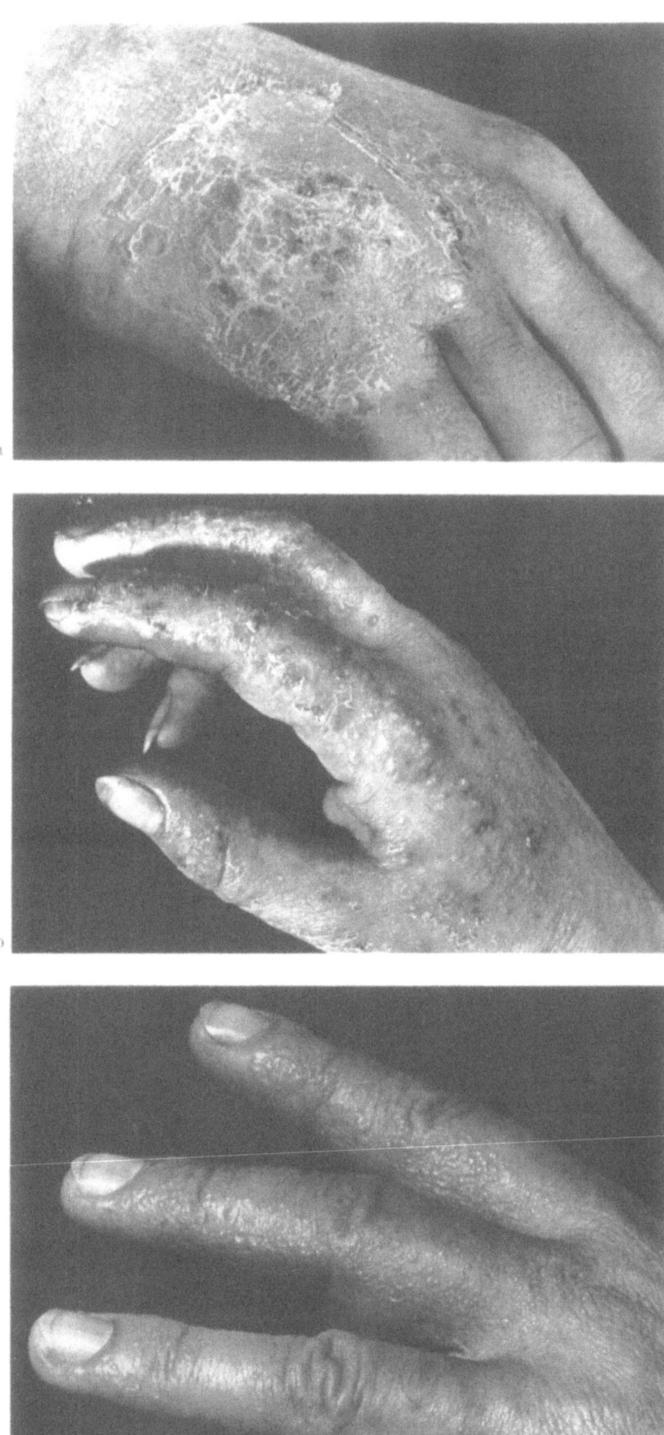

Abb. 42 a—c. Tinea manus. a Ekzematisierte Form. b Vesiculöse Form. c Dysidrotisches Mykid

Tinea corporis (Sonderform: Eczema marginatum)

Am Körper ist die Tinea vorwiegend in der Leistenbeuge und Achselhöhle lokalisiert. In der Leistenbeuge ist sie bereits von HEBRA unter dem Namen *Eczema marginatum* beschrieben worden. Seltener können aber auch andere Körperstellen befallen werden.

Klinik. In der Leistenbeuge beginnt die Tinea ein- oder beidseitig mit einem oder mehreren münzgroßen, randständig betont schuppenden Flecken (Abb. 43). Diese breiten sich im Laufe der Zeit über die gesamte Inguinalregion unter Einbezug der angrenzenden Partien des Oberschenkels und des Bauches und manchmal auch auf die Perianalregion aus (Abb. 44). In ähnlicher Weise können andere Körperstellen betroffen sein. Relativ selten ist die Tinea am Hals (Abb. 45) oder auch im Gesicht lokalisiert. An Amputationsstümpfen kommt sie neben dem Stumpfekzem vor.

Erreger. Tr. mentagrophytes, Tr. rubrum, E. floccosum sowie seltener alle anderen Trichophytonarten.

Diagnose. Die Verdachtsdiagnose ist klinisch leicht zu stellen. Bewiesen wird eine Epidermophytie jedoch immer erst durch den Erregernachweis. In den Zwischenzehenräumen können eine einfache Intertrigo, an den Händen ein Ekzem, eine Psoriasis vulgaris, ein Bacterid oder Mykid eine Tinea vortäuschen. Die sichere Abgrenzung einer Mykose von anderen Erkrankungen ist vor allem *gutachtlich* von Bedeutung (vgl. dort). Für den Nachweis des Erregers ist die richtige Entnahme vom Rande (!) wichtig; nicht in jeder Schuppe lassen sich Pilze nachweisen. Sie können vereinzelt oder in großer Menge vorhanden sein. Bei Vorbehandlung ist oft eine wiederholte Untersuchung notwendig. Kulturell lassen sich die Dermatophyten auf normalem Nährboden nicht immer einfach züchten, da Schimmelpilze und Bakterien die pathogenen Pilze überwuchern oder infolge Bildung autochthoner Antibiotica ihr Wachstum verhindern können. Der Zusatz von Cycloheximid und bakteriostatischen Antibiotica zum Nährboden hat die Ergebnisse der Züchtung wesentlich verbessert.

Therapie. Die Behandlung der Epidermophytie erfordert Geduld. Für die einfache Zwischenzehenmykose reicht im allgemeinen ein Originalpräparat aus. Schwierig ist die squamös-hyperkeratotische Form zu beeinflussen. Hierbei sind zunächst die Schuppen mit einer Schälsalbe (IV/5) aufzuweichen. Wegen der bekannten Therapieresistenz empfiehlt sich gleichzeitig Griseofulvin per os, zumal diese Form der Tinea fast immer durch das besonders griseofulvinempfindliche Tr. rubrum verursacht wird. Sind Sproßpilze an der Erkrankung mitbeteiligt, so sind nach der Schälung Tinkturen (I/8 oder 9) sowie Salben und Pasten (IV und III 1—3) zu empfehlen. Im Gegensatz dazu spricht die dysidrotische Form fast immer gut auf die reine Lokalbehandlung an. Griseofulvin ist im allgemeinen weniger wirksam. Kommt man mit einem Originalpräparat nicht zum Ziel, so kann auf die Standardbehandlung zurückgegriffen werden (nach Bädern mit Kaliumpermanganat Sol. Castellani oder Tinct. Arning).

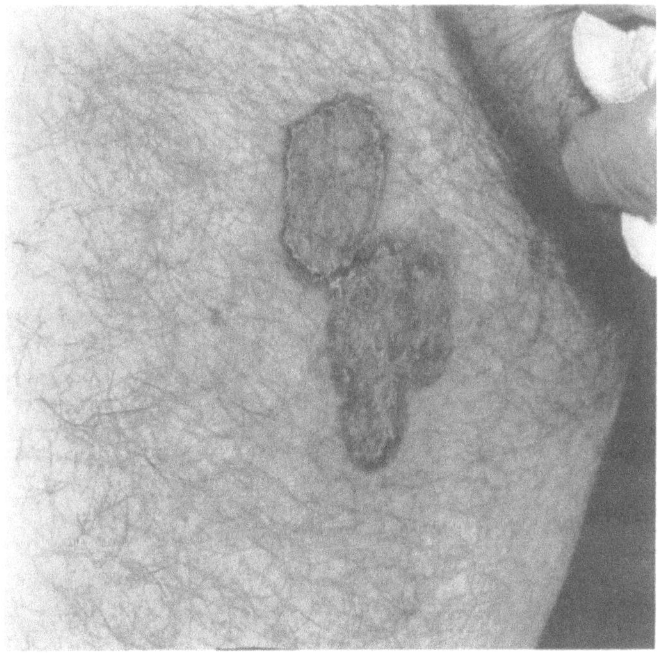

Abb. 43. Tinea inguinalis (beginnendes „Ekzema marginatum“)

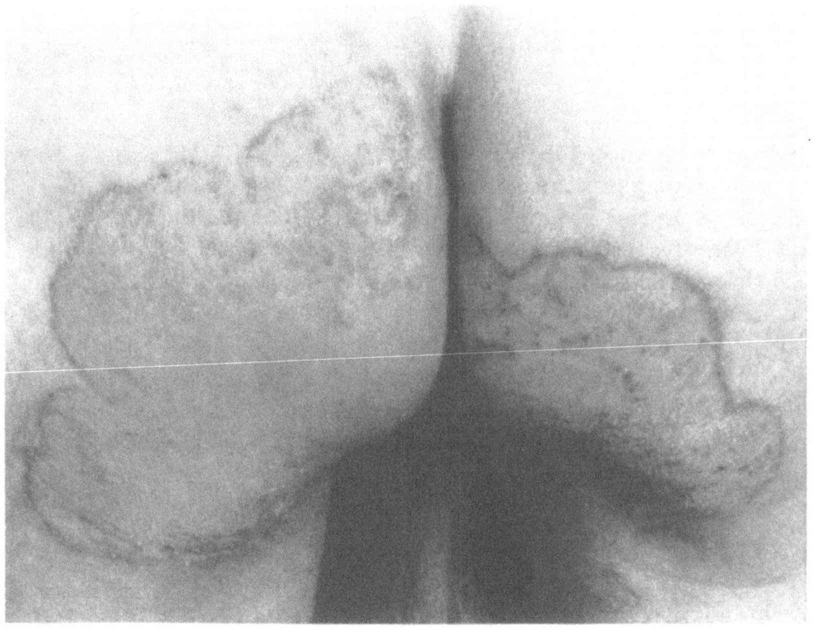

Abb. 44. Tinea inguinalis (Ausbreitung auf die Glutealregion)

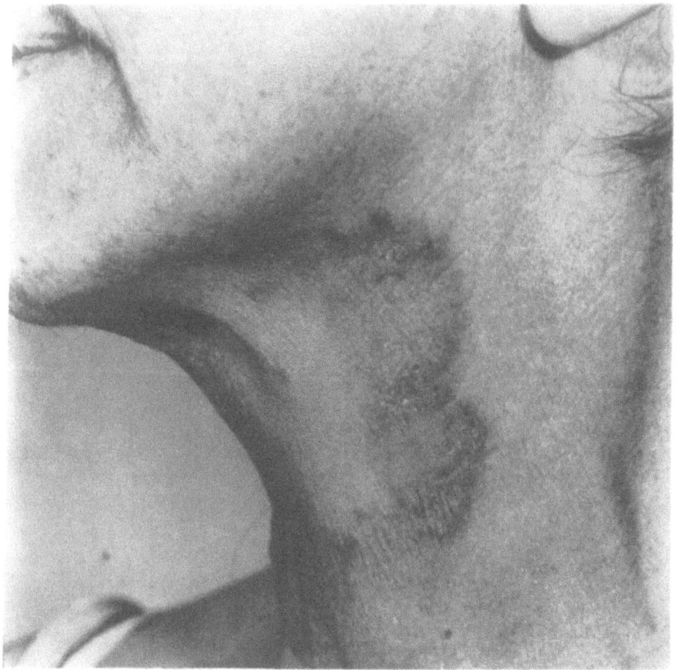

Abb. 45. Tinea am Hals

Ebenso wichtig wie die über die klinische Heilung hinaus fortgesetzte Therapie, die später mit antimykotischen Pudern durchgeführt werden kann, ist die *Prophylaxe*. Hierzu gehört eine Desinfektion der Strümpfe, Schuhe und Handschuhe. Für nicht kochbare Gegenstände kommt die Formalindesinfektion in Betracht. Eine einfache Methode ist folgende: Man tränkt einen Lappen mit 10%iger Formalinlösung, umgibt damit die zu desinfizierenden Bekleidungsstücke — bei Schuhen gibt man die Lappen in die Schuhe — und wickelt anschließend alles möglichst luftdicht in Papier oder Plastiktücher ein. Durch die sich bildenden Formalindämpfe werden die noch in den Bekleidungsstücken haftenden Sporen abgetötet. Dauer der Desinfektion 48 Std. Statt dieser etwas umständlichen, aber sehr wirksamen Desinfektion finden auch moderne antimykotische Sprays Verwendung.

Ein schwieriges Problem ist die Prophylaxe in den *Schwimmbädern* und *Waschkauen*. Durch den Gebrauch von Sprays (meistens Tego) *vor* und *nach* dem Bad sowie durch Verwendung von leicht zu reinigenden und desinfizierenden Rosten und Matten aus Kunststoff statt aus Holz hat man die Häufigkeit der Übertragung zwar vermindern, aber keineswegs restlos verhindern können. Auch die Einführung imprägnierter Strümpfe, Latschen und Gummischuhe hat nicht zu einem überraschenden Erfolg geführt. Ohne Zweifel haben aber diese Maßnahmen die Infektionsrate in vielen Betrieben deutlich vermindert.

Tinea unguium (Onychomykose, Nagelmykose)

Die Pilzerkrankung der Nägel ist die hartnäckigste Dermatomykose. Mehrmalige Extraktionen der erkrankten Nägel machten die Patienten früher oft behandlungsmüde und führten zur Resignation. Ein grundlegender Wandel ist hier durch das Griseofulvin eingetreten.

Für die Entstehung der Tinea unguium ist ein besonderes „Terrain" erforderlich. Schon lange ist bekannt, daß Patienten mit einer ausgedehnten Epidermophytie trotz besonderer Exposition keine Onychomykose bekommen, während bei anderen die Nägel leicht erkranken. Wichtige pathogenetische Faktoren sind periphere,

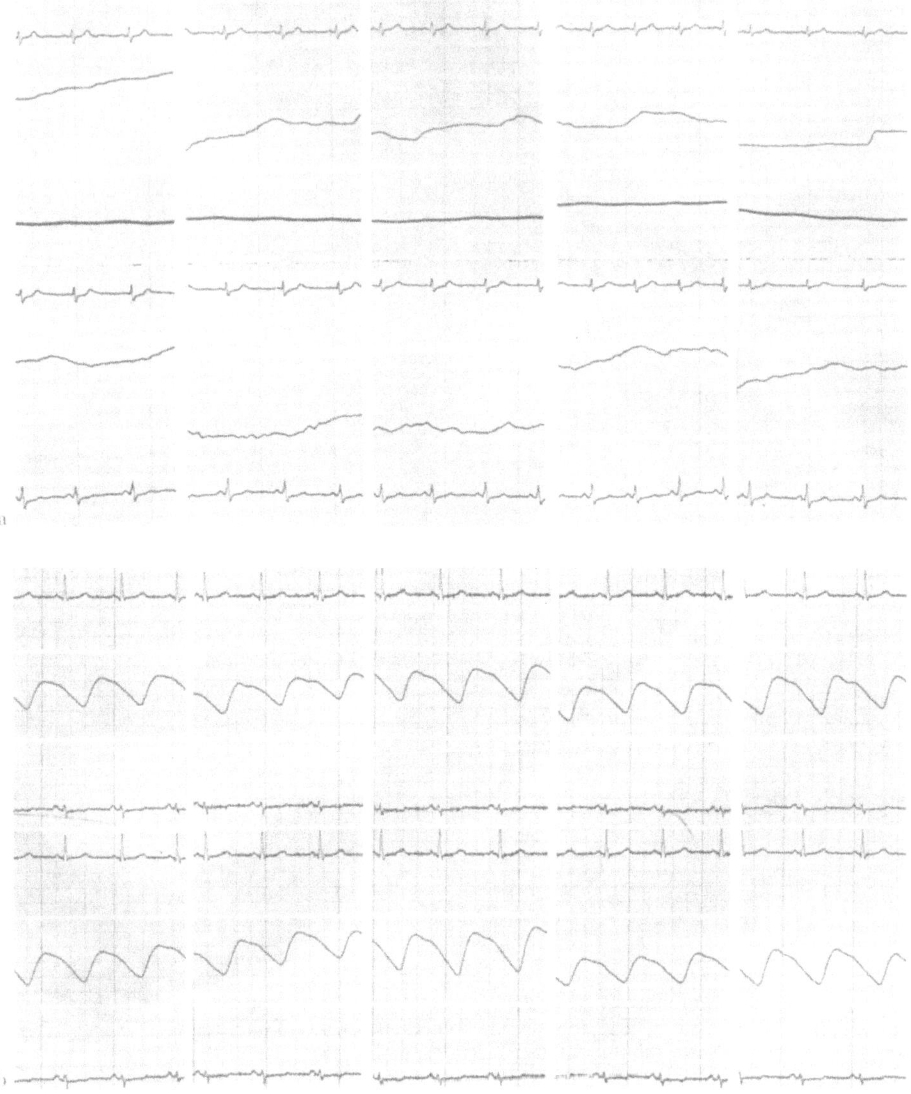

Abb. 46a u. b. Peripherer Volumenpuls bei einer Patientin mit einer Tinea unguium (a) Kontrollpersonen (b) (Meßstellen: Sämtliche Finger beider Hände) nach FORCK

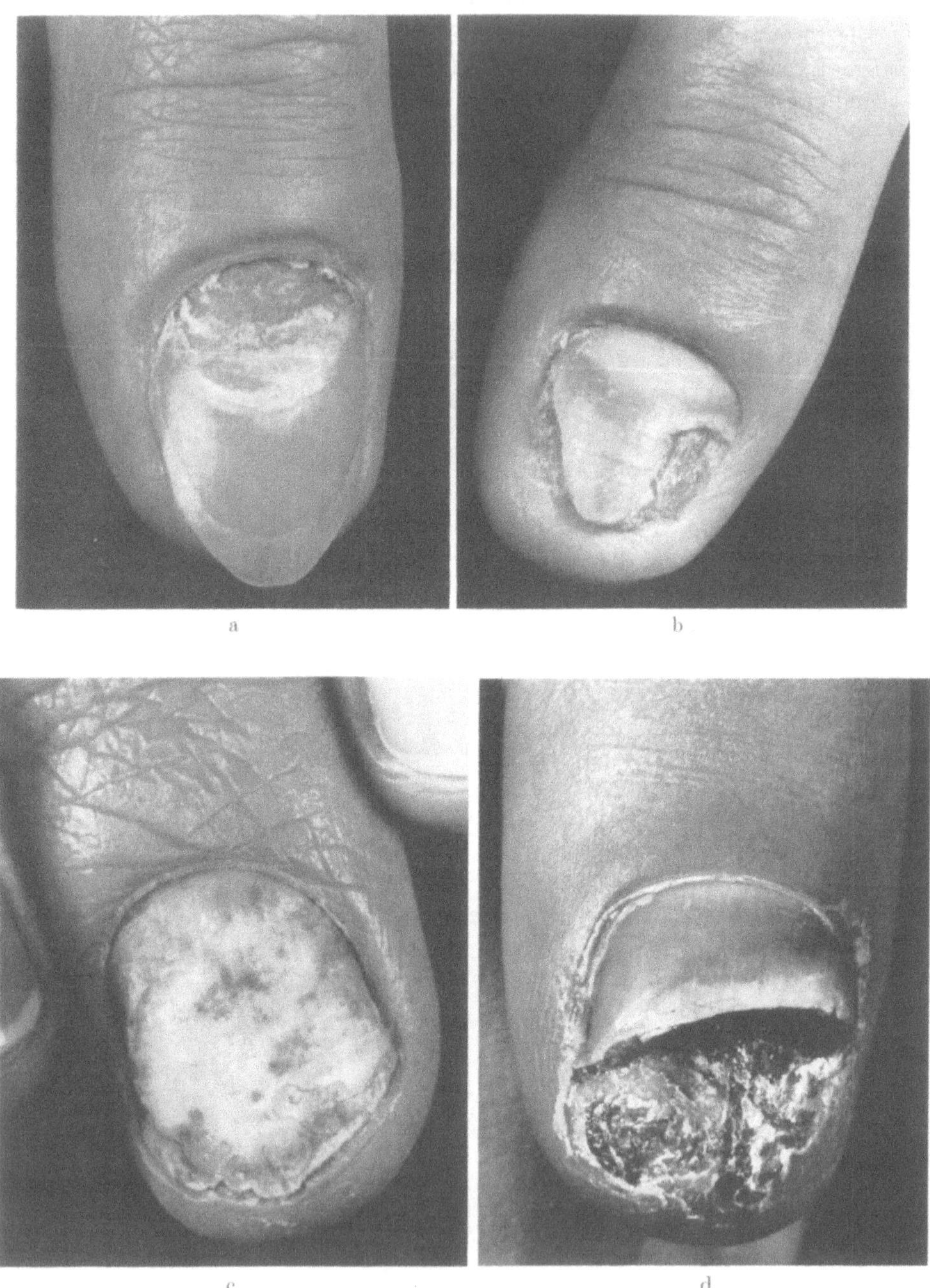

Abb. 47 a—f. Tinea unguium: a Vom Nagelbett ausgehend, b Ablösung der Nagelplatte, c Befall des ganzen Nagels, d Erhebliche subunguale Hyperkeratosen, e Völlig zerstörte Nagelplatte, f Durch Candida albicans und Tr. mentagrophytes bedingt

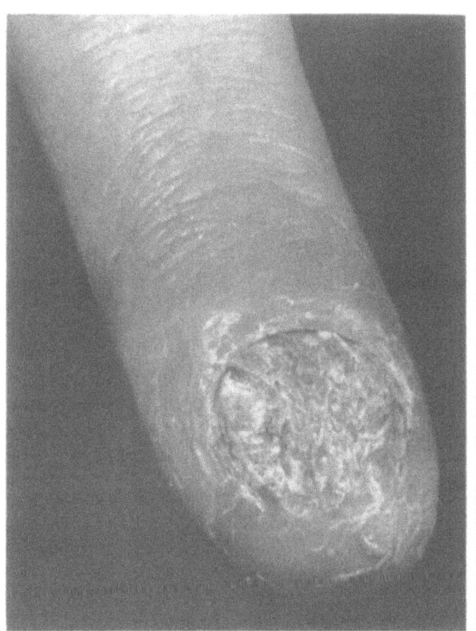

Abb. 47e

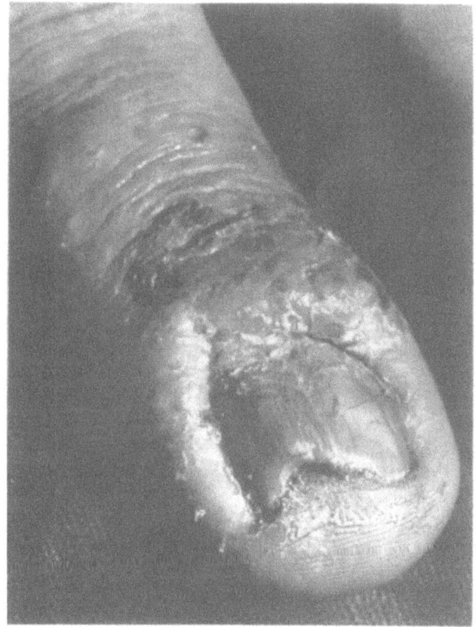

Abb. 47f

spastische oder organische Durchblutungsstörungen. Ein deutliches klinisches Beispiel dafür ist, daß gelegentlich nur ein einziger Nagel an einem unfallgeschädigten Finger erkrankt. Durch sphygmographische Untersuchungen können diese klinischen Beobachtungen bestätigt werden. Nahezu sämtliche Patienten mit einer Onychomykose wiesen nach eigenen Untersuchungen Durchblutungsstörungen auf (Abb. 46a und b).

Klinik. Die Onychomykose beginnt fast immer mit einer Erkrankung der Epidermis. Von hieraus greift sie auf die Nägel über. Aus diesem Grund sind Mykosen der Fußnägel weit häufiger als die der Fingernägel, überwiegend sind die Großzehennägel betroffen. Der Nagel erkrankt entweder vom Nagelfalz (Abb. 47a) oder von der Fingerkuppe (Abb. 47b) aus. Die Veränderungen beginnen am Rande der Nagelplatte mit länglichen oder halbkreisförmigen, scharf oder unregelmäßig begrenzten Flecken, die sich durch ihre Farbe weißlich, grau, grünlich, bräunlich und schwärzlich von der gesunden Nagelplatte abheben. Sie vergrößern sich stetig und ergreifen zum Schluß den ganzen Nagel (Abb. 47c). Durch subunguale Hyperkeratosen kann die Nagelplatte vom Nagelbett abgehoben werden (Abb. 47d) oder der Nagel nahezu völlig zerstört sein (Abb. 47e). Nur zum geringen Teil weist die umgebende Haut des Nagels stärkere Schuppung auf.

Nagelpilzerkrankungen durch *Sproßpilze*, überwiegend durch Candida albicans, lassen sich von Onychomykosen durch Dermatophyten dadurch abgrenzen, daß Candidapilze stärkere Paronychien hervorrufen. Auch bei kombiniertem Befall eines Nagels durch Dermatophyten und Sproßpilze tritt die Paronychie deutlich hervor (Abb. 47f).

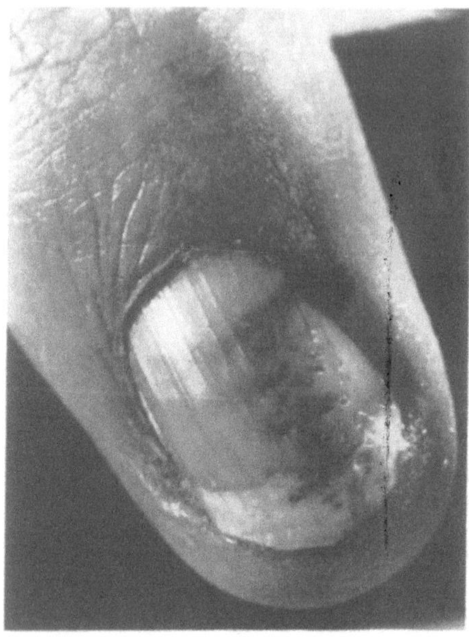

Abb. 48. Nagelpsoriasis (mit Tüpfeln)

Diagnose. Die Verdachtsdiagnose ist leicht. Abzugrenzen sind vor allem die Nagelpsoriasis (Tüpfel, Abb. 48), die Acrodermatitis continua Hallopeau sowie trophische Nagelveränderungen. Auch beim pustulösen Bacterid Andrews werden Nagelveränderungen beobachtet (Abb. 49).

Der *Nachweis* des Erregers gelingt manchmal erst nach mehrmaliger und intensiver Untersuchung der Nagelspäne oder der subungualen Hyperkeratosen im Nativpräparat. Genügend langes Erweichen der dickeren Nagelspäne in der feuchten Kammer erleichtert die Auffindung. Schwieriger ist die Züchtung der Pilze, da oft saprophytäre Schimmelpilzsporen in den brüchigen Nägeln, die durch vorheriges Reinigen des Nagels mit Alkohol nicht immer zu beseitigen sind, die Dermatophyten überwuchern. Nur durch die Verwendung von Selektivnährböden mit einem schimmelpilzhemmenden Antibioticum gelingt die Züchtung in über 80% der Fälle.

Therapie. Durch das Griseofulvin ist die Behandlung der Onychomykosen erheblich erleichtert worden, bleibt aber immer noch langwierig. Vor jeder ausschließlichen Griseofulvinbehandlung sollte unbedingt eine Züchtung des Erregers durchgeführt werden, um nicht nach mehrmonatiger Behandlung feststellen zu müssen, daß infolge einer Mischinfektion mit Sproßpilzen oder anderen Erregern Griseofulvin keine Wirkung zeigt. Immer ist eine gleichzeitig bestehende Epidermophytie mitzubehandeln. Bei ausschließlichem Befall der *Fingernägel* und kulturellem Nachweis eines griseofulvinempfindlichen Dermatophyten genügt die *alleinige* Griseofulvinbehandlung. (Dosierung: 14 Tage lang 2mal tgl. 2 Tabl. Fulcin S oder Likuden M, danach jeden 2. Tag 2mal tgl. 2 Tabl. 4 Wochen lang über die klinische Heilung hinaus, Abb. 50a und b). Man wird sich natürlich überlegen, ob im Einzelfall nicht eine Extraktion einer über Monate sich hinziehende Griseofulvinbehandlung vorzuziehen ist, insbesondere dann, wenn nur ein oder zwei Nägel erkrankt sind. Bei Erkrankung der *Fußnägel* ist

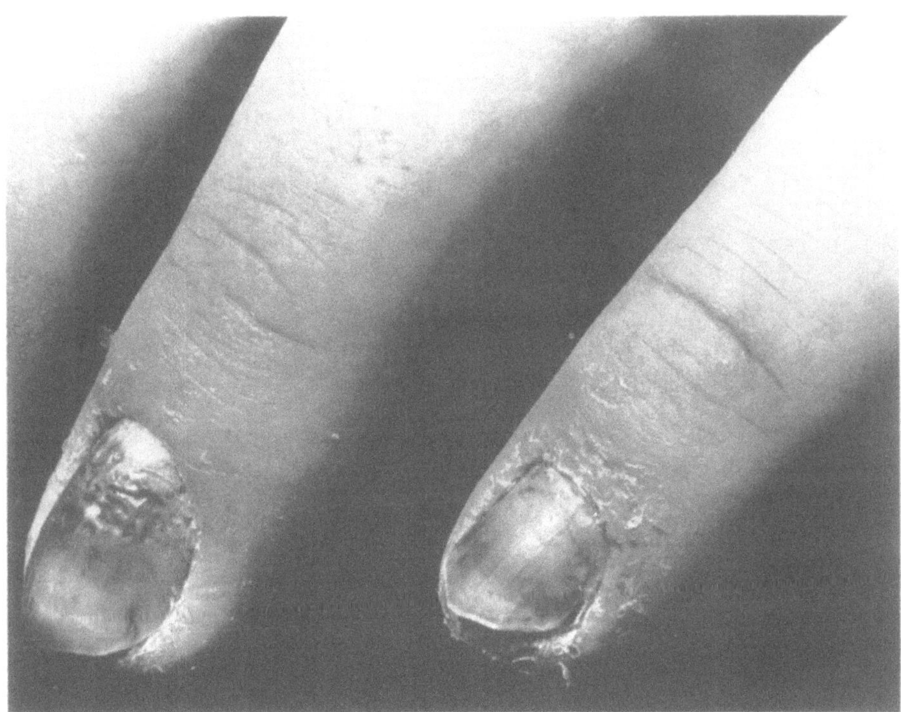

Abb. 49. Nagelveränderungen beim pustulösen Bakterid Andrews

die interne Griseofulvinbehandlung stets mit einer Extraktion der Nägel zu kombinieren, da insbesondere die Großzehennägel praktisch nie restlos ausheilen und durchweg mehr als ein Jahr konservativer Behandlung bedürfen. *Vor* der Extraktion gibt man 8—14 Tage 2 × 2 Tabl. Griseofulvin, *nach* der Extraktion, bei der eine zu radikale Ausschabung des Nagelbettes wegen häufig anschließender Wachstumsstörungen zu vermeiden ist, kann Griseofulvin jeden 2. Tag bis zum eindeutig erkennbaren, vollständig gesunden Nachwachsen der Nägel gegeben werden. Im Anschluß daran genügt eine rein lokale Nachbehandlung mit Tinct. jodi oder Sol. Castellani. Auch Originalpräparate können Anwendung finden.

Für die *Rezidivprophylaxe* gilt das gleiche wie bei den Epidermophytien, nämlich eine Desinfektion von Strümpfen, Schuhen und Handschuhen sowie eine lange Nachbehandlung mit einem antimykotischen Puder. Liegen Anzeichen einer Durchblutungsstörung vor, was bei Patienten mit Onychomykosen meistens der Fall ist, so hat sich die gleichzeitige Verabfolgung eines Kreislaufmittels (z. B. Ronicol oder Complamin) bewährt.

Bei Vorliegen einer *Mischinfektion* mit Candida albicans oder Schimmelpilzen müssen die Nägel extrahiert werden. Die kombinierte Verabfolgung von Moronal und Griseofulvin ist ohne Extraktion nicht ausreichend. Auch bei Vorliegen einer Mischinfektion mit Schimmelpilzen sollte nach der Extraktion der Nägel Griseofulvin verabfolgt werden, da bei Nachweis mehrerer Pilze im allgemeinen der Dermatophyt der Haupterreger ist. Bei den seltenen reinen Schimmelpilzmykosen kann nur die früher übliche Methode — Extraktion und konservative Behandlung — angewandt werden, da ein sicher auf Schimmelpilze wirksames Antibioticum noch nicht bekannt ist.

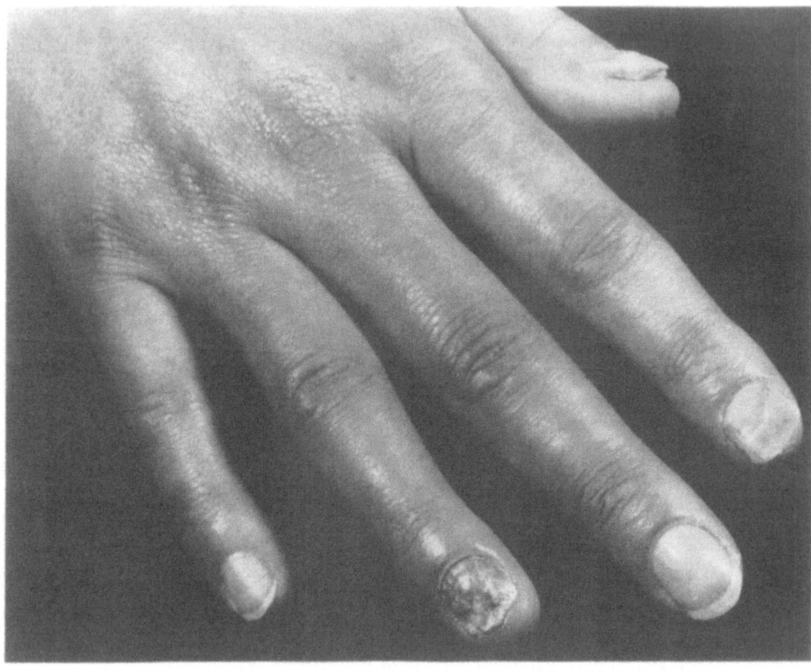

a

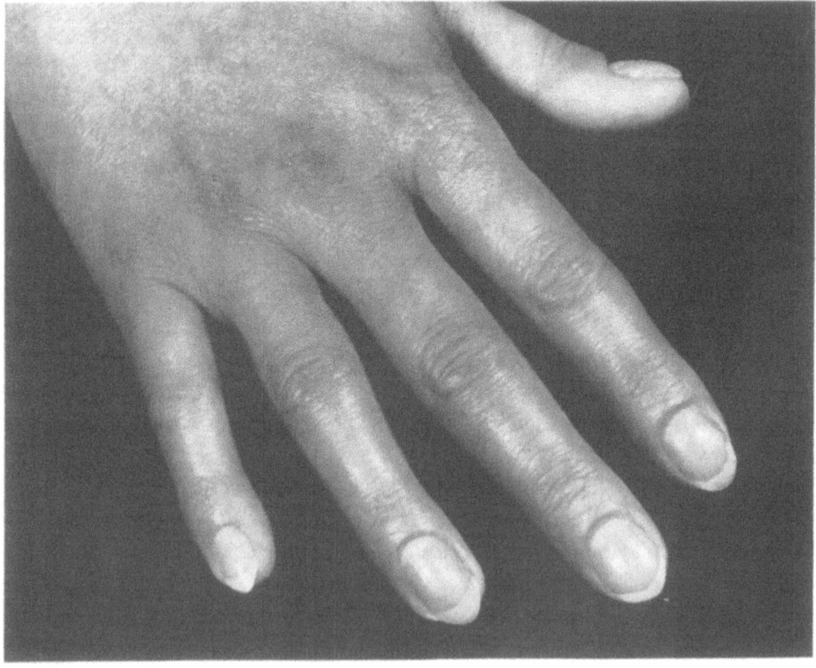

b

Abb. 50 a u. b. Tinea unguium: a Vor Griseofulvinbehandlung, b Nach Griseofulvinbehandlung

II. Saprophytäre Mykosen

Hierunter faßt man eine Gruppe von Erkrankungen zusammen, bei der aktinomycesähnliche oder kokkoide „Pilzelemente", ohne wesentliche Krankheitssymptome zu verursachen, in den obersten Schichten der Epidermis nachweisbar sind. Die Erreger konnten bisher nicht eindeutig klassifiziert werden, da ihre Züchtung noch nicht möglich ist. Sie verursachen unter Farbänderung eine fein-lamellöse Schuppung an der Haut bzw. eine mit Glanzverlust einhergehende Umscheidung der Achselbehaarung. Nur durch Hinzutreten sekundärer Faktoren (z. B. Ekzematisation) verursachen sie Beschwerden. Zu ihnen gehören die Pityriasis versicolor, das Erythrasma und die Trichomycosis palmellina.

Pityriasis versicolor

Die Pityriasis versicolor ist eine in wärmeren Gegenden häufiger vorkommende banale, aber oft hartnäckige und zu Rezidiven neigende Erkrankung. Ihr Auftreten wird durch vermehrten Körperschweiß begünstigt. Jüngere Menschen werden häufiger betroffen. Ihren Namen hat die Erkrankung durch den wechselnden gelblich bis bräunlich-rötlichen Farbton der feinlamellös-schuppenden Flecke erhalten.

Klinik. Das klinische Bild ist sehr typisch. Es finden sich fast ausschließlich am Stamm linsen- bis münzgroße (Abb. 51 a), teils auch konfluierende und unregelmäßig begrenzte, bisweilen landkartenförmige Herde (Abb. 51 b). Die Farbe schwankt zwischen gelb bis braun, aber auch rötliche, rosabraune und bei dunkelhäutigen Personen schokoladenbraune bis schwärzliche Farbtöne kommen vor. Manchmal heben sich die Flecke nur wenig von der normalen Hautfarbe ab, so daß die Veränderungen, die praktisch nie Beschwerden oder nur selten geringen Juckreiz verursachen, im Beginn übersehen werden. Die Schuppung ist gering und wird erst durch leichtes Kratzen in Form glanzloser weißlicher Schüppchen deutlich (Hobelspanphänomen).

Die Pityriasis (versicolor) alba ist eine Variante der gleichen Erkrankung, die auf pigmentreicher Haut (Abb. 52 a) beobachtet wird. Echte Pigmentstörungen im Sinne einer herabgesetzten Melaninbildung liegen nur zum Teil vor; überwiegend handelt es sich um eine Folge der Filterung von Ultraviolettstrahlen durch die feinen Schüppchen, die eine Bräunung der Haut an diesen Stellen verhindern. Dies wird bei stark sonnengebräunten Personen deutlich, die im Sommer und im Winter erkrankt sind und dabei im Sommer eine Pityriasis alba, im Winter die übliche Pityriasis versicolor aufweisen.

Erreger. Malassezia furfur (früher Mikrosporon furfur).

Diagnose. Die differentialdiagnostisch in Frage kommende Pityriasis rosea läßt sich leicht durch die Farbe (hellrot), die Anordnung der Flecken (Hautspaltlinien) und das Vorhandensein größerer, randständig stärker schuppender Flecken (Primärmedaillon) abgrenzen. Für die mykologische Untersuchung schabt man mit einem stumpfen Skalpell die feinen Schuppen auf einen darunter gehaltenen Objektträger. Im Nativpräparat lassen sich ohne Schwierigkeit massenhaft kurze, leicht gekrümmte Mycelfäden oder auch in Haufen angeordnete runde bis ovale Sporen (Abb. 52 b) nachweisen. Für die Diagnose eignet sich auch gut das Abrißpräparat (s. S. 9). Eine Züchtung des Erregers ist bisher nicht gelungen. Im Woodlicht zeigen die Flecke eine rötlich-gelbe bis gelblich-grüne Fluorescenz.

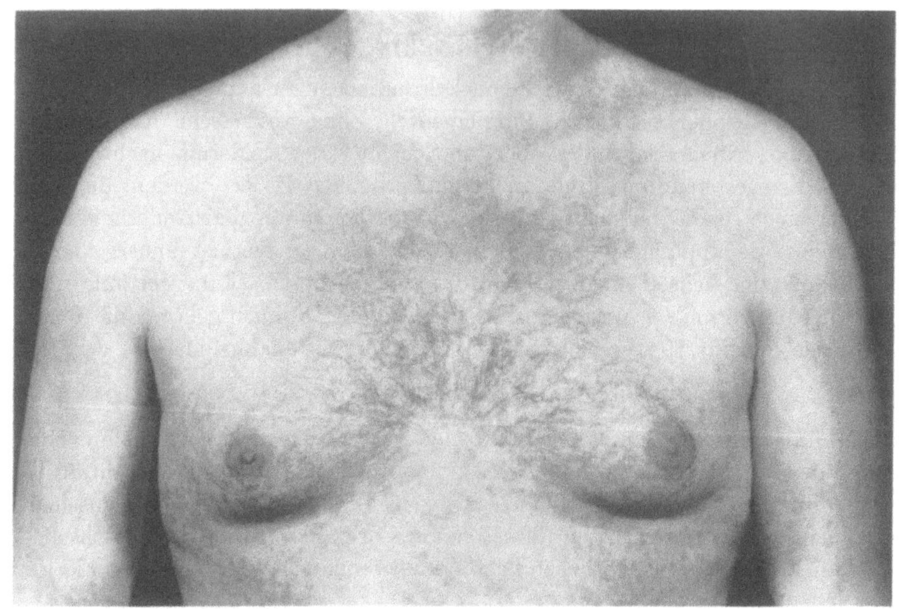

a

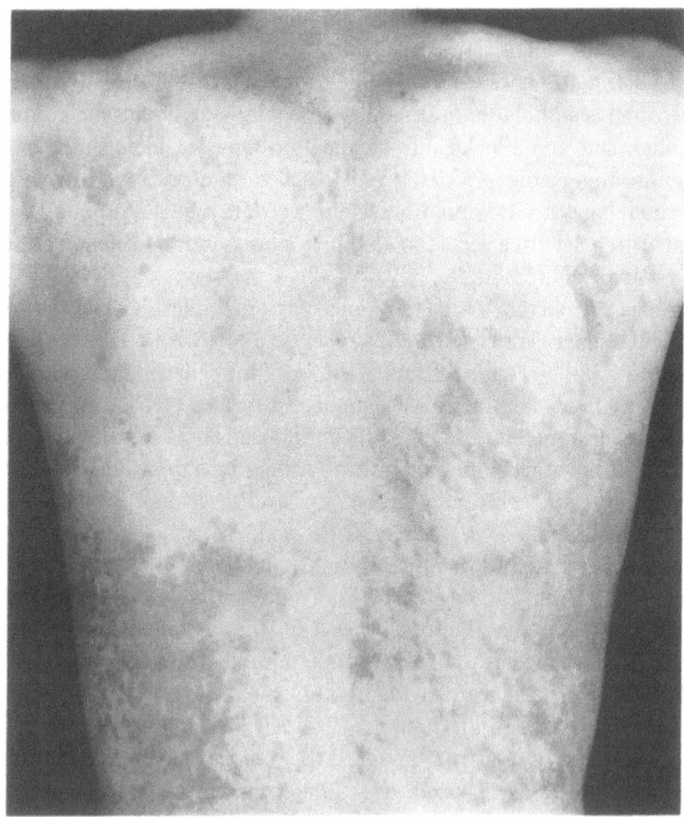

b

Abb. 51. a Pityriasis versicolor (kleinfleckig), b Pityriasis versicolor (großfleckig)

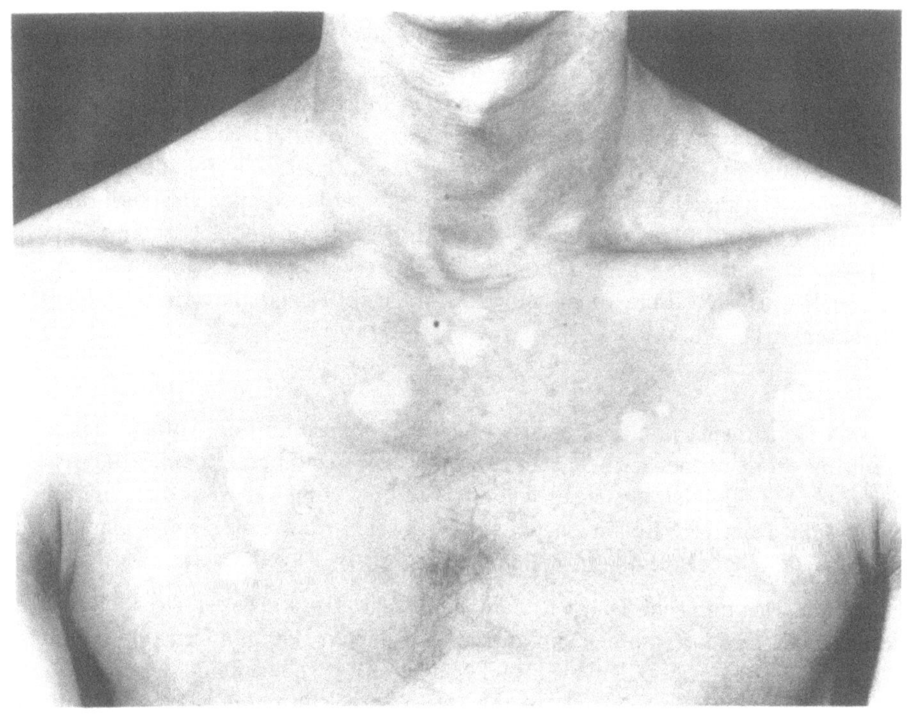

a

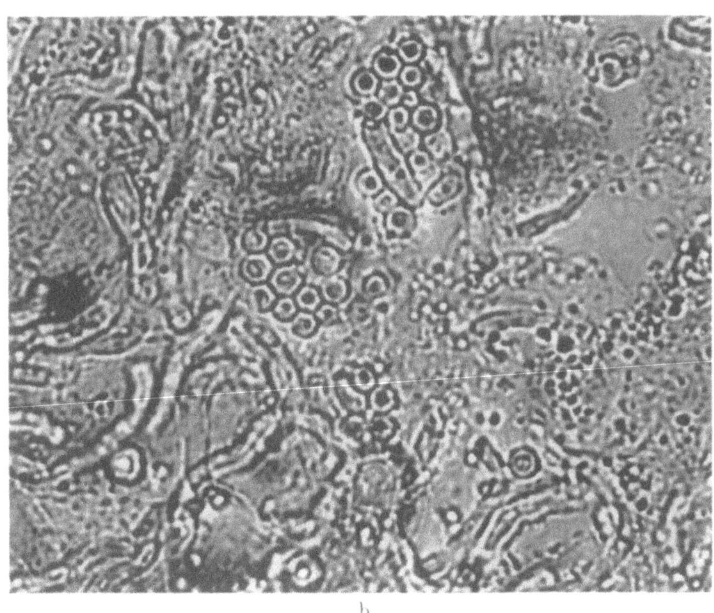

b

Abb. 52. a Pityriasis alba, b Malassezzia furfur im Kalilaugenpräparat

Therapie. Nach Möglichkeit ist die Ursache vermehrten Schwitzens auszuschalten; auch sollte eine Tuberkulose ausgeschlossen werden. Im übrigen bereitet die Therapie keine Schwierigkeiten. Eine scheinbare Ausnahme macht die Pityriasis alba. Ihre therapeutische Hartnäckigkeit wird dadurch vorgetäuscht, daß die Nachpigmentierung der Haut langsam vor sich geht. Als Behandlung reichen im allgemeinen Puder (V/2) oder spirituöse Lösungen[1] aus, auch Originalpräparate in Spray-Form sind geeignet. Nur selten wird eine Salbe oder Cignolinzinkpaste (0,1—0,2%) notwendig sein. Bekannt ist die Rezidivneigung bei Personen, die im feuchtwarmen Klima leben oder an warmen Arbeitsplätzen (Glasbläserei, Hochöfen) arbeiten.

Erythrasma

Das Erythrasma kommt überwiegend bei Männern an den Auflagestellen des Scrotums an der Innenseite der Oberschenkel vor; seltenere Lokalisationsstellen sind die Achselhöhlen, gelegentlich der Stamm. Auch in den Zwischenzehenräumen wird ein Erythrasma beobachtet. Beschwerden treten auch hier im allgemeinen nur bei sekundären Veränderungen (z. B. Ekzematisation) auf.

Klinik. Das klinische Bild ist charakteristisch: Die Farbe ist gelb- bis rötlichbraun, die Schuppung immer feinlamellös, kleieartig. Bei Männern sind die Oberschenkelinnenseiten befallen, während das Scrotum selbst keine Veränderungen aufweist (Abb. 53). In der Achselhöhle greift die Schuppung manchmal auf die Oberarminnenseite und den Thorax über (Abb. 54). Am Stamm findet man kleinere, durch Konfluenz größere, unregelmäßig begrenzte, landkartenartige Flecke (Abb. 55a). Auch eine Kombination des Erythrasma mit der Pityriasis versicolor wurde beobachtet.

Erreger. Nocardia minutissima; daneben werden grampositive kurze Stäbchen neuerdings als Erreger diskutiert.

Diagnose. Bei typischer Lokalisation ist die Diagnose leicht. Bestehen Zweifel, so werden die Schuppen am besten mit einem stumpfen Skalpell auf einen Objektträger geschabt und nach Aufhellung mit Kalilauge bei 400facher Vergrößerung oder besser noch mit Ölimmersion betrachtet. Auch das Abrißpräparat ist hierfür gut geeignet (s. S. 9). Nach der PAS-Färbung sieht man in den Epithelschuppen relativ feine, oft segmentierte Mycelfäden von verschiedener Länge sowie kokkoide Stäbchen (Abb. 55b). Im *Woodlicht* zeigt das Erythrasma eine rötliche Fluorescenz. Eine kulturelle Züchtung der Erreger ist bisher nicht möglich.

Therapie. Zur Behandlung unkomplizierter Fälle eignen sich nahezu alle im Handel befindlichen Originalpräparate, besonders auch in Spray- oder Puderform. Bei Therapieresistenz führen Tinct. Arning oder Sol. Castellani schnell zum Ziel. Wichtig ist eine längere Nachbehandlung mit einem antimykotischen Puder. Bei Ekzematisation ist je nach Stadium eine entsprechende dermatologische Behandlung erforderlich (feuchte Umschläge, Schüttelmixtur, Pasten).

[1] Acid. salicyl. 2,0, Spir. dil. ad 100,0, eventuell mit Zusatz von 10% Sulfopront.

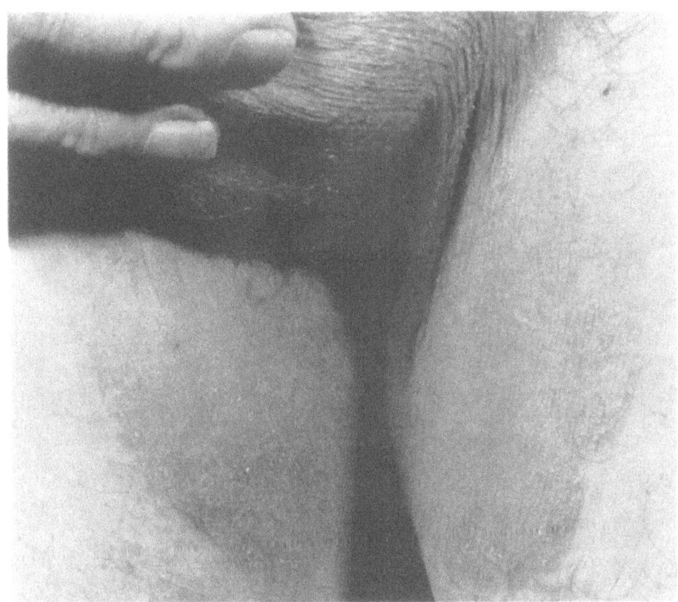

Abb. 53. Erythrasma

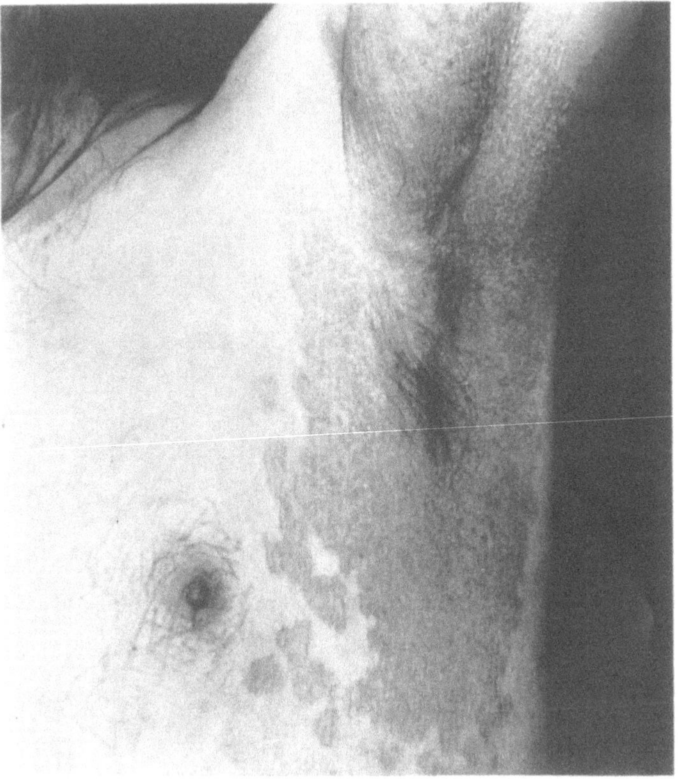

Abb. 54. Erythrasma der Achselhöhle

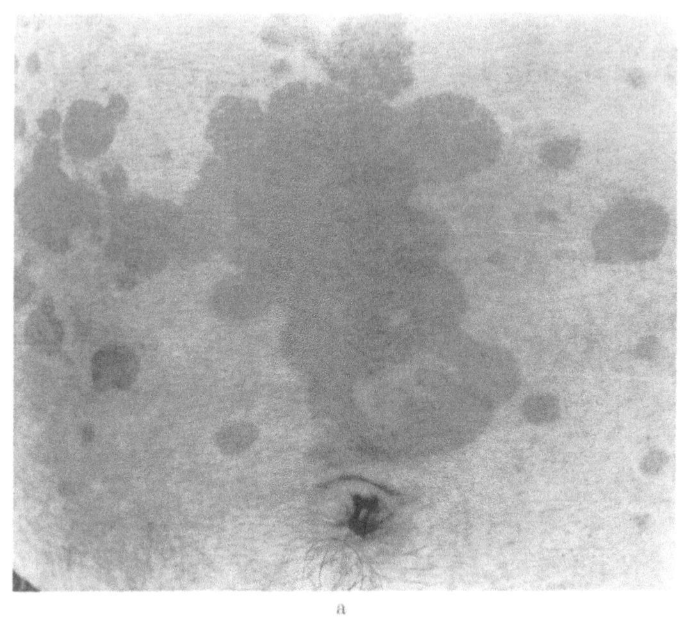

a

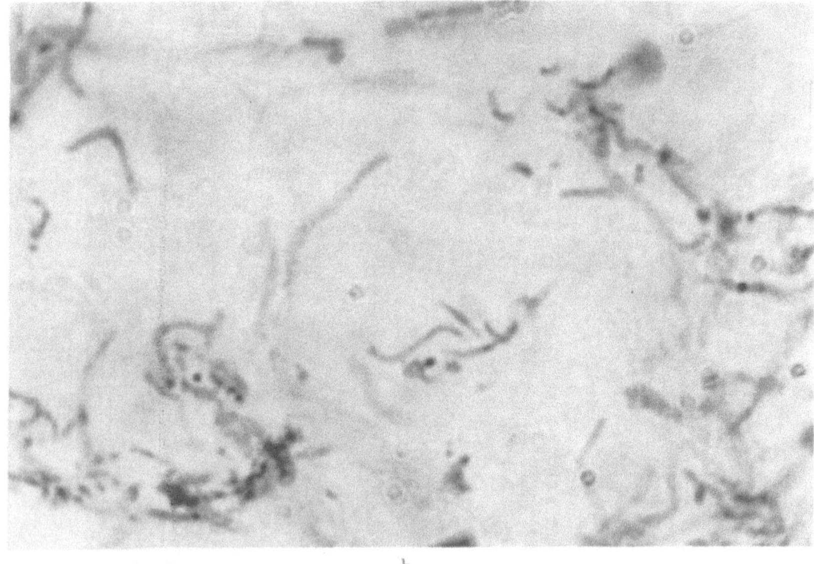

b

Abb. 55. a Erythrasma am Stamm, b Abrißpräparat von Nocardia minutissima

Trichomycosis palmellina

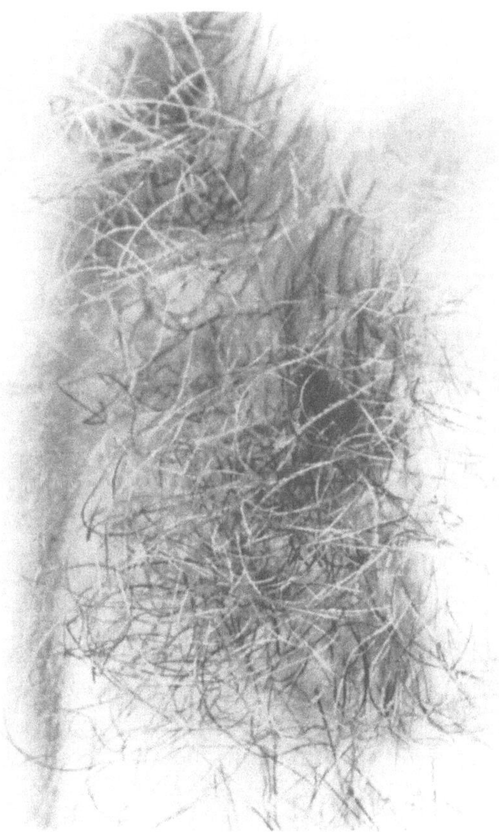

Abb. 56 a. Trichomycosis palmellina

Die Trichomycosis (Tr.) palmellina — die vorwiegend an der Achsel-, selten an der Schambehaarung vorkommt — ist relativ häufig. Die Haare verfärben sich dabei gelb (Tr. flava), rot (Tr. rubra) oder schwarz (Tr. nigra) und verlieren ihren normalen Glanz.

Klinik. Einzelne oder auch sämtliche Haare der Achselhöhle weisen schon bei Betrachtung mit bloßem Auge (besser mit der Lupe) eine Umscheidung, auf die aus kleinsten, perlschnurartig aneinandergereihten Verdickungen besteht (Abb. 56a). Je nach Färbung der Haare kommt es zu einer entsprechenden Verfärbung der Wäsche; Beschwerden bestehen darüber hinaus im allgemeinen nicht. Viel lästiger ist die immer gleichzeitig bestehende Hyperidrosis.

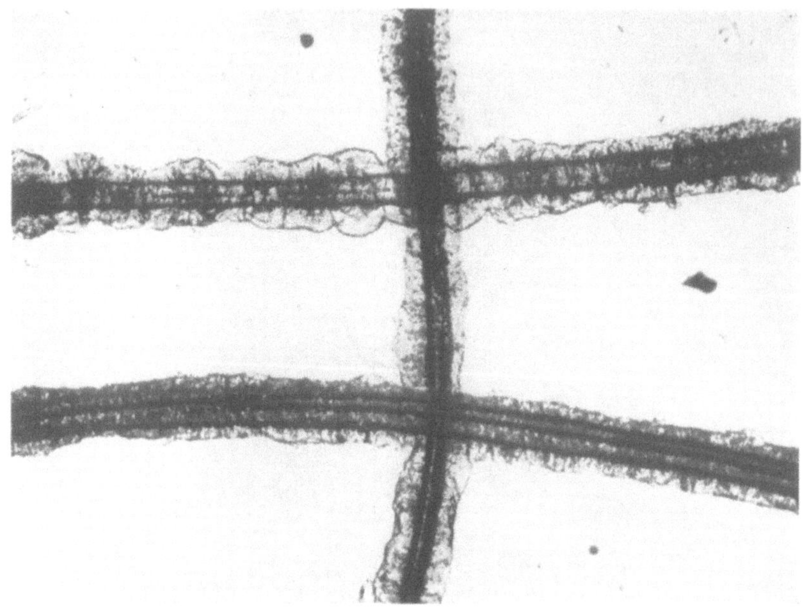

Abb. 56b. Trichomycosis palmellina mikroskopisches Bild der Haare

Erreger. Nocardia tenuis, kombiniert mit farbstoffbildenden Kokken.

Diagnose. Die klinische Diagnose bereitet auf Grund der Farbänderung und des Glanzverlustes der Haare keine Schwierigkeiten. Unter dem Mikroskop kann man bereits bei geringer Vergrößerung deutlich die Umscheidung der Haare erkennen (Abb. 56b).

Therapie. Am besten ist eine Rasur der Haare und Nachbehandlung mit Formalin- oder Schwefelpuder. Andernfalls genügt aber auch wiederholtes Betupfen der Achselhaare mit 2%igem Salycil- oder Formalin-Spiritus. Zur Vermeidung von Rezidiven ist Behandlung einer gleichzeitig bestehenden Hyperidrosis mit Formalinpuder zu empfehlen.

III. Blastomykosen

Unter den Blastomykosen faßt man eine Gruppe von Pilzkrankheiten zusammen, die durch Hefe- oder Sproßpilze (Blastomyceten) verursacht werden. Im engeren Sinn gehören hierzu die Europäische, die Nord- und Südamerikanische Blastomykose, im erweiterten Sinn zählt auch die Candidiasis oder Soormykose dazu. Obgleich Erreger einiger anderer Mykosen zeitweilig in der Kultur hefeähnlichen Charakter aufweisen, rechnet man sie nicht dazu.

Candidiasis (Candidosis, Moniliasis, Oidomykose, Soormykose)

Statt der früher üblichen Bezeichnung Soormykose oder Moniliasis hat sich heute als Name die Ableitung von der Gattungsbezeichnung Candida für die verschiedenen, durch Candidaarten verursachten Erkrankungen durchgesetzt. Einigkeit herrscht jedoch noch nicht darüber, ob sprachlich gesehen die Bezeichnung Candidasis oder gar Candidosis Anwendung finden soll[1]. Der wichtigste und bei weitem häufigste pathogene Erreger aus der Gattung Candida ist die Candida (C.) albicans, alle Arten dieser Gattung sind jedoch nur bedingt pathogen und meistens harmlose Saprophyten auf der Haut und Schleimhaut. Bekannt ist die Zunahme der Candidaerkrankungen seit Einführung der Antibioticatherapie, die sich daraus erklärt, daß sie gegen die bekannten bakteriostatischen Antibiotica resistent sind und somit oft zu einer Superinfektion unter antibiotischer Behandlung führen.

Die Candidiasis läßt sich in oberflächliche und tiefe Formen der Haut und Schleimhäute, in die Candidiasis der inneren Organe und in die Candidasepsis einteilen. Zu den *oberflächlichen* Formen gehören der Angulus infectiosus candidamyceticus, die Erosio interdigitalis candidamycetica, die intertriginöse Candidiasis, die Paronychia und Onychia candidamycetica, die Candidiasis penis (Soorbalanitis), die Candidiasis vaginae (Soorkolpitis), die Candidiasis cutis generalisata und die Candidiasis mucosae. Die *tiefe* Form der Candidiasis der Haut- und Schleimhäute ist die Candidiasis cutis bzw. mucosae profunda. Von den *inneren* Organen können vor allem der Gastrointestinaltrakt, die Lungen und der Urogenitaltrakt erkranken. Seltener, aber von stets ernster Prognose, ist die Candida-Sepsis.

Klinik. Die Diagnose Candidiasis ist an der Haut und Schleimhaut auf Grund bestimmter Merkmale oder der Lokalisation oft auch klinisch möglich. So zeigt die Erosio interdigitalis candidamycetica ein charakteristisches Bild und eine bestimmte Lokalisation. Bei der intertriginösen Form haben die Erosionen einen flottierenden Epithelsaum, die Pusteln sind schlaff und lassen ein Erythem in der Umgebung vermissen. Die Candidiasis mucosae des Mundes oder Genitales weist in der ausgeprägten Form die typisch weißlichen, gut abwischbaren Beläge auf.

1. Erosio interdigitalis candidamycetica (blastomycetica). Die Erkrankung beginnt mit einer kleinen Erosion, die sich allmählich auf den gesamten proximalen

[1] Hier findet die im Ergänzungsband JADASSOHN von KÄRCHER verwendete Bezeichnung Anwendung.

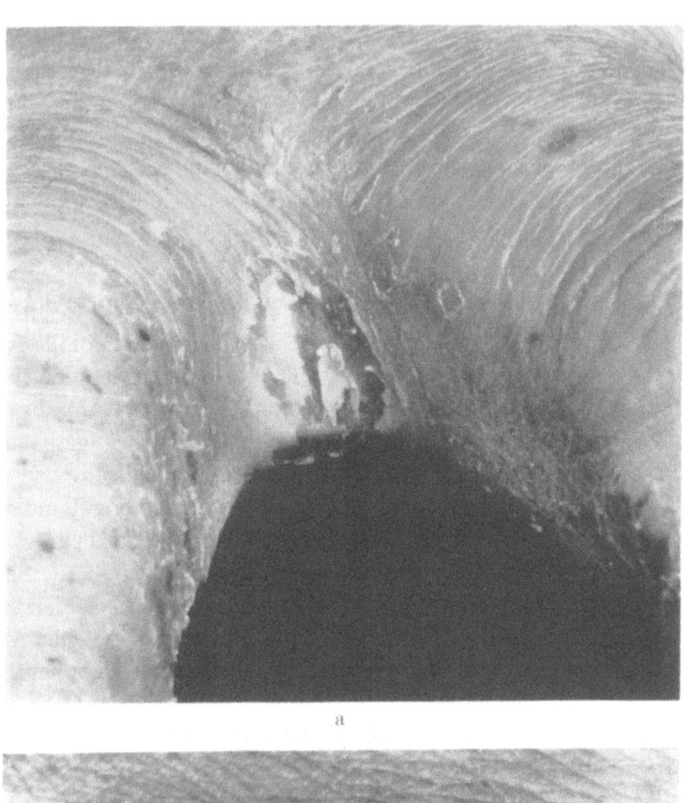

a

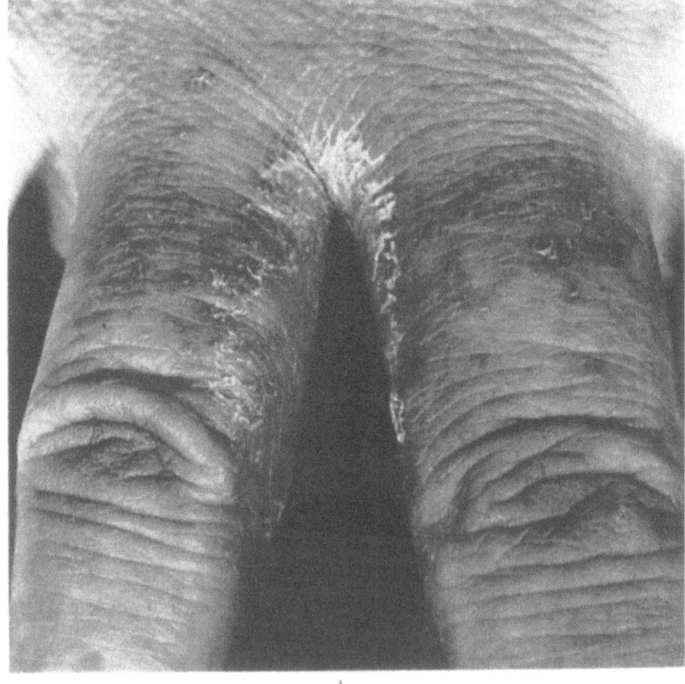

b

Abb. 57. a Erosio interdigitalis candidamycetica, b Wie a mit Pusteln in der Umgebung

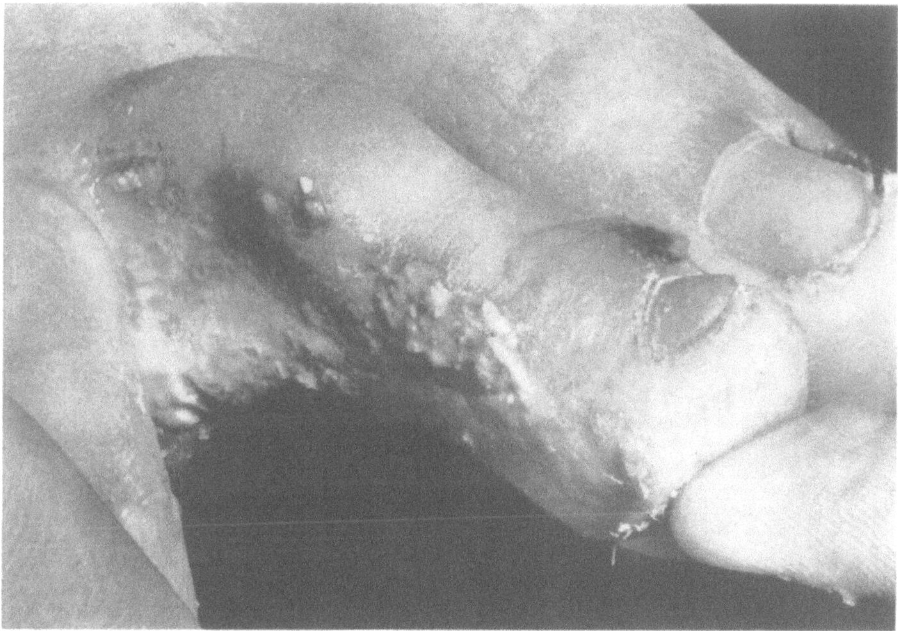

Abb. 58. Candidiasis pedum

Interdigitalraum ausbreitet. Der Epithelsaum am Rande ist abgehoben (Abb. 57a). Wird er entfernt, so kommt eine hochrote, meist nässende Erosion und manchmal eine blutende Rhagade zum Vorschein. In der Umgebung können kleine Bläschen oder schlaffe Pusteln, manchmal festere und trockene Schuppen bestehen (Abb. 57b). Typischerweise ist der 3. oder 3. und 4. Fingerzwischenraum befallen, deren Bevorzugung sich aus der schlechteren Belüftung erklärt. Bei besonders disponierenden Momenten können aber auch andere Fingerzwischenräume befallen sein. Fast immer besteht ein unangenehmer, selten heftiger Juckreiz.

2. Candidiasis pedum. Ähnlich wie in den Fingerzwischenräumen kommt eine Soorpilzerkrankung auch in den Zehenzwischenräumen vor, sie unterscheidet sich von der durch Dermatophyten bedingten Tinea pedum durch die stärkere Entzündung, Maceration, randständige Pustelbildung (Abb. 58) und juckende Erosionen. Bevorzugt ist der 3. und 4. Zwischenzehenraum. Die Veränderungen greifen zeitweilig auf die Nagelwälle über.

3. Paronychia und Onychia candidamycetica. Der Nagelwall ist hierbei im allgemeinen nicht so intensiv gerötet und schmerzhaft wie bei der bakteriell bedingten Paronychie, nur selten ist die Entzündung so stark, daß sich aus dem Nagelwall Eiter pressen läßt. Bei längerem Bestehen zeigt der Nagel eine höckerige Oberfläche mit quer- oder längsverlaufenden Furchen (Abb. 59a). Auch eine gelbliche oder schmutzig-braune Verfärbung kommt vor. Eine erhebliche Verdickung und Brüchigkeit des Nagels wie bei der Onychia durch Dermatophyten ist jedoch selten, meistens liegt dann eine Mischinfektion mit Dermatophyten oder Schimmelpilzen vor (Abb. 59b).

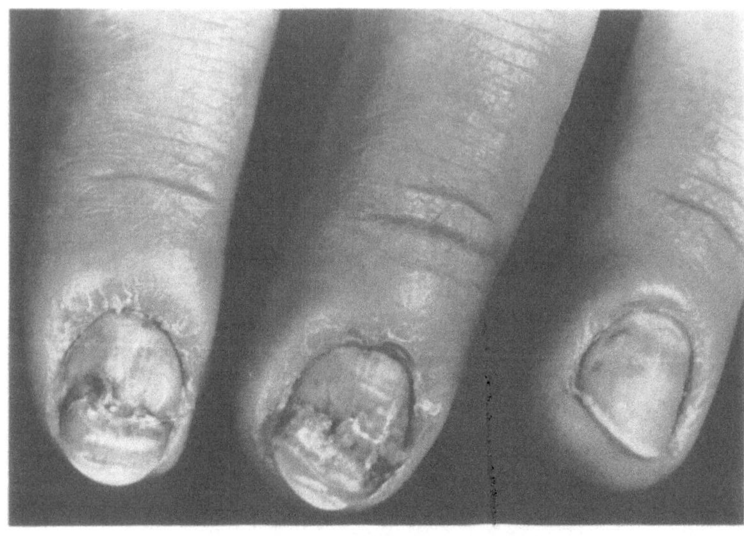

a

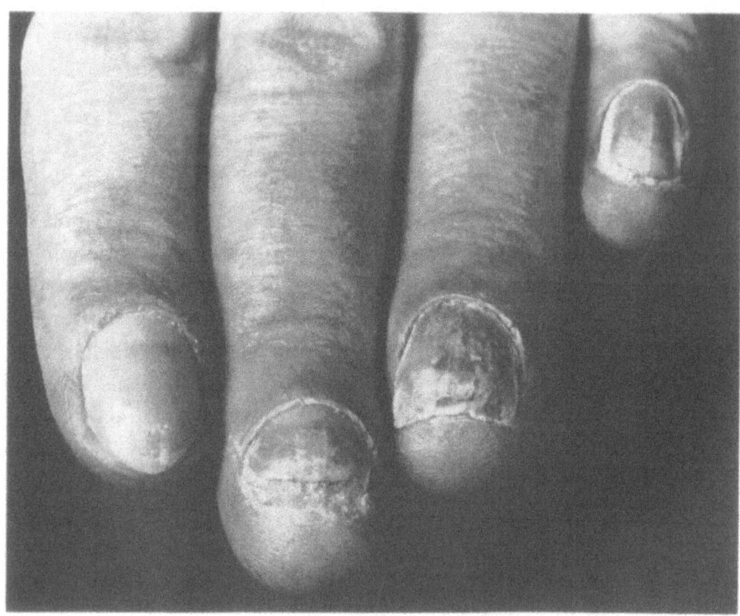

b

Abb. 59. a Paronychia und Onychia candidamycetica, b Tinea unguium (Mischinfektion mit Dermatophyten und Candida albicans)

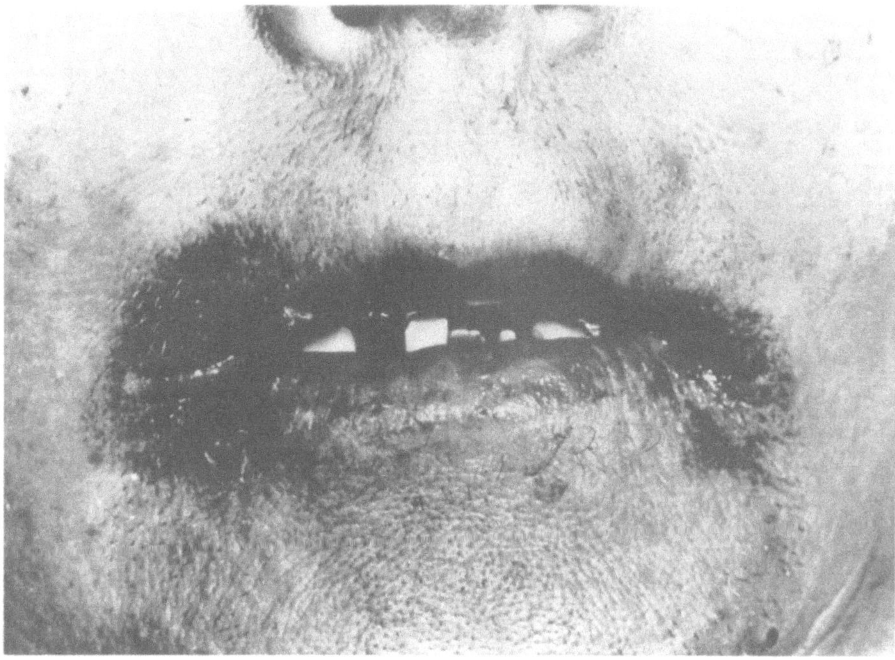

Abb. 60. Angulus infectosus candidamyceticus

Die Paronychie durch Candidapilze tritt in manchen Berufen gehäuft auf. Bekannt sind die Paronychien bei Konditoren, insbesondere bei Zuckerbäckern, sowie bei Arbeiterinnen in der Obst-, Gemüse- und sonstigen Konservenindustrie, dort aber nur dann, wenn mit Zucker gearbeitet wird. Neuerdings stärker beachtet wird die Paronychie der Gastwirte (Paronychia cauponum), die pathogenetisch auf das Hantieren im feuchten Milieu und auf den Kontakt mit Candidapilzen aus dem Bierschleim zurückzuführen ist. Auch bei den Paronychien durch Candidapilze sind für das Angehen der Infektion fast immer Durchblutungsstörungen Voraussetzung.

4. Angulus infectiosus candidamyceticus. Die Krankheit beginnt mit einer kleinen Rhagade oder einer oberflächlichen Erosion, die unterschiedlich starke Beschwerden macht. Nicht immer finden sich die für eine Candidiasis typischen weißlichen Beläge, so daß die klinische Verdachtsdiagnose durch den Nachweis des Erregers bestätigt werden muß (Abb. 60). Oft ist die Soorbesiedlung nur als Symptom anderer Grundkrankheiten oder Ursachen (Ariboflavinose, Achylie, Eisenmangelanämie, Plummer-Vinson-Syndrom) aufzufassen, bei denen Mundwinkelstomatitiden auch ohne Pilzbefall häufiger vorkommen. Schlecht sitzende Zahnprothesen sowie vermehrter Speichelfluß unterschiedlicher Genese kommen als auslösende Faktoren in Betracht, so daß diese Form der Candidiasis bei älteren Menschen, mit Bevorzugung des weiblichen Geschlechts, überwiegt.

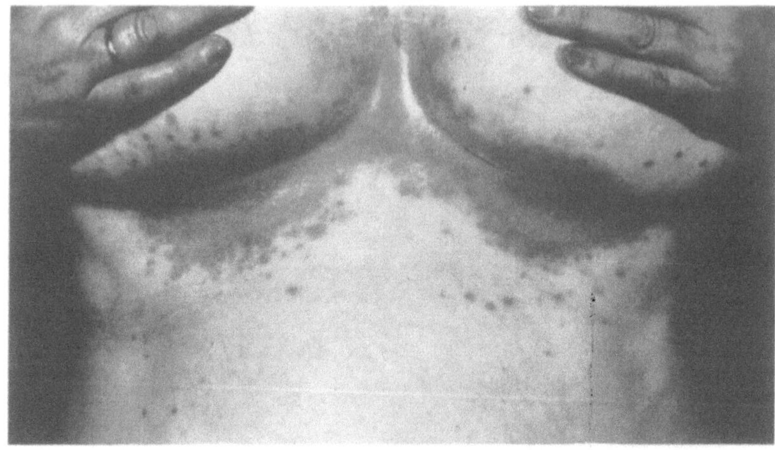

Abb. 61. Candidiasis (submammär)

5. Intertriginöse Candidiasis. Diese Form der Soorerkrankung wird besonders bei adipösen Patienten, vorwiegend Frauen, beobachtet. Sehr oft liegt als Grundleiden ein Diabetes mellitus vor.

Unter den Mammae, in Bauchfalten und in den Leistenbeugen, ebenso perigenital und -anal, seltener in den Achselhöhlen findet man ein hell- bis blaurotes Erythem oder eine gleichfarbige, glänzende und nässende Erosion (Abb. 61). Macerierte, flottierende Schuppen bilden fast immer den Randsaum. Daran angrenzend zeigen sich bei eingehender Inspektion oft kleinere Bläschen, die sich sehr schnell in schlaffe Pusteln umwandeln und teilweise zentral eingesunken sind. Zu der intertriginösen Form der Candidiasis gehört auch die meist als banale „Windeldermatitis" verkannte Erkrankung der Säuglinge und Frühgeborenen (Abb. 62). Sie wird gelegentlich als Superinfektion im Verlauf einer antibiotischen Behandlung beobachtet.

6. Candidiasis cutis generalisata. Diese Form der Candidiasis ist sehr selten und tritt bei Erwachsenen fast nur im Verlauf einer länger durchgeführten antibiotischen Behandlung auf. Ihren Ausgang nimmt sie meistens von der Perigenitoanalregion. Neben größeren flächenhaften Erythemen findet man immer glasstecknadelkopfgroße schlaffe Pusteln, die teils dicht, teils einzeln verstreut über weitere Körperabschnitte verteilt sind (Abb. 63). Bei Säuglingen kann die generalisierte Candidiasis dem Bilde einer Erythrodermia desquamativa Leiner oder einer Dermatitis seborrhoides ähnlich sein. Die Infektion erfolgt hier im allgemeinen vom candidahaltigen Stuhl aus und bevorzugt Frühgeborene oder sonst in ihrer Resistenz herabgesetzte Säuglinge. Den gleichen Infektionsweg weist auch das bei Kindern als Erythema mycoticum infantile benannte Krankheitsbild auf. Es beginnt immer in der Anogenitalregion und greift später auf die Oberschenkel und den Stamm über.

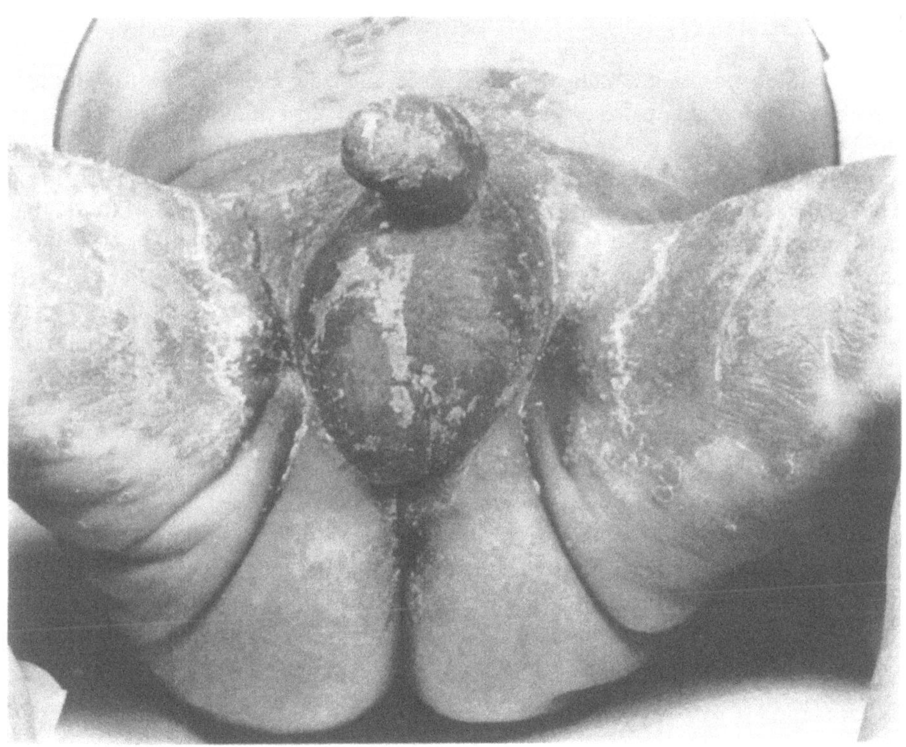

Abb. 62. Candidiasis bei einem Säugling nach antibiotischer Behandlung

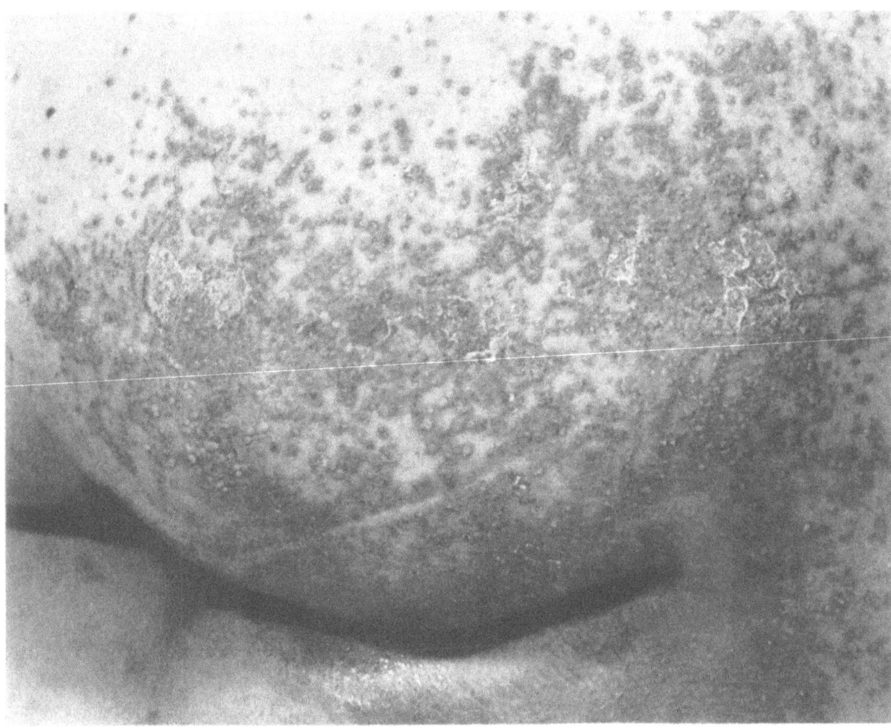

Abb. 63. Candidiasis im Anschluß an eine mit Antibiotica behandelte Meningitis (typische Pusteln)

7. *Candidiasis penis (Soorbalanitis).* Diese auch als Balanoposthitis candidamycetica bezeichnete Erkrankung kommt nahezu ausschließlich bei Patienten mit Diabetes mellitus vor. Auf der Glans penis oder im Präputialblatt bestehen auf einer geröteten Schleimhaut kleine Bläschen und weiße Stippchen, die zu größeren weißen Belägen zusammenfließen, sich leicht abwischen lassen, dann aber kleine, leicht blutende Erosionen hinterlassen. Oft verbergen sich diese Veränderungen unter einer Phimose (Abb. 64). Im Präputialsekret ist der Erreger immer nachzuweisen, so daß die Ätiologie vor der eventuell notwendigen Dorsalincision geklärt werden kann. Häufig besteht heftiger und quälender Juckreiz.

8. *Candidiasis vulvae et vaginae (Soorkolpitis).* Die Vulvovaginitis candidamycetica kommt vorwiegend bei Diabetikern und Schwangeren vor und tritt auch unter oder nach antibiotischer Behandlung auf. Rötung des äußeren Genitales, sowie Brennen und heftiger Juckreiz führen die Patienten zum Arzt. An der Innenseite der Labien sowie in der Vagina finden sich auf gerötetem Grund Bläschen, Pusteln und weiße punktförmige oder größere, ebenfalls abwischbare Beläge auf leicht blutender Schleimhaut (Abb. 65). Bei längerem Bestand greifen die Veränderungen unter dem Bilde eines nässenden intertriginösen Ekzems auf die Perigenitalregion über, das am Rande eine areoläre Schuppung sowie kleine schlaffe Pusteln erkennen läßt.

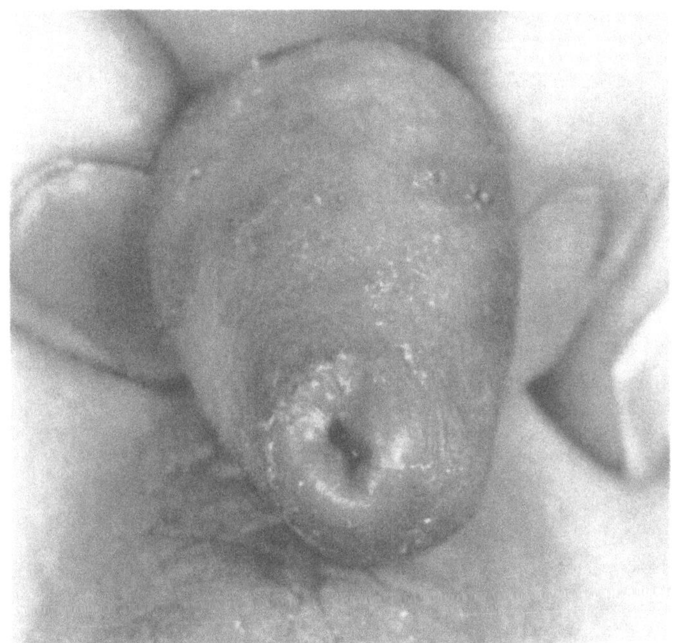

Abb. 64. Phimose bei Soorbalanitis

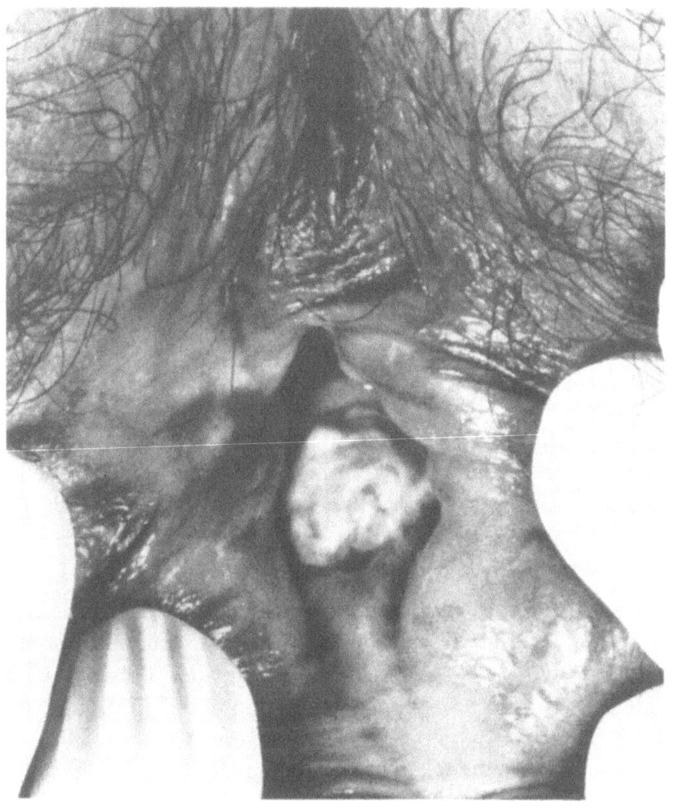

Abb. 65. Candidiasis vulvae et vaginae

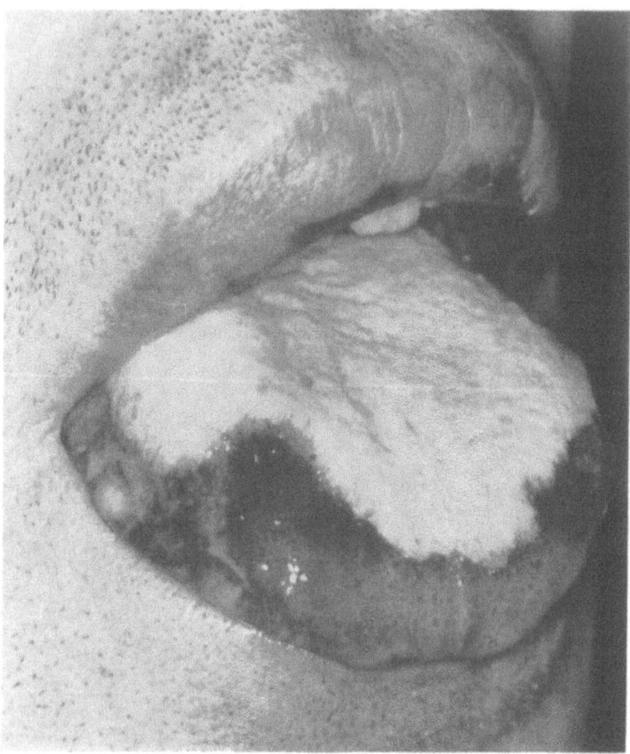

Abb. 66. Candidiasis der Zunge

9. Candidiasis mucosae oris. Diese als Mundsoor wohl am längsten bekannte Form der Candidiasis wird überwiegend bei Säuglingen (speziell bei Frühgeborenen) sowie bei in ihrer Resistenz geschwächten Erwachsenen und alten Leuten beobachtet. Weißliche Stippchen und ausgedehnte weiße, schwämmchenartige Beläge an der Wangenschleimhaut oder Zunge gehören zum klassischen Bild (Abb. 66). Oft geht einer Candidiasis eine andere Grundkrankheit voraus (Schleimhauttuberkulose, Stomatitiden, Erythema exsudativum multiforme). Im allgemeinen macht sie außer einem leichten Brennen keine Beschwerden. Im Verlauf einer längeren antibiotischen Behandlung kommt der Mundsoor neben der Haarzunge vor und ist bei marantischen bzw. kachektischen Personen ein prognostisch ernstes Zeichen.

10. Candidiasis profunda cutis et mucosae. Normalerweise sind die Candidapilze Oberflächenparasiten. Unter bestimmten Bedingungen dringen sie in tiefere Gewebsschichten ein oder führen gar zu einer Sepsis. Am häufigsten erkranken Kinder, die oft seit frühester Kindheit an einem jeder Behandlung trotzenden Mundsoor leiden. Später kann es zum Übergreifen der Erkrankung auf die Haut kommen. Bei endogener Aussaat (Sepsis) war der Verlauf früher fast immer deletär. Als Ursache hierfür wird eine konstitutionelle Abwehrschwäche des Organismus angenommen, ohne daß damit aber die Pathogenese endgültig geklärt ist. Demgegenüber sind die lokalisierten Candidagranulome, wie sie in der Nasenumgebung oder an den Unterschenkeln in Analogie zur follikulären Trichophytie vorkommen, therapeutisch relativ gut zu beherrschen. Seltenere Lokalisationen sind der behaarte Kopf und der Bart, wo sie als Trichomycosis candidamycetica beschrieben werden.

11. Candidiasis innerer Organe. Von den Candidaerkrankungen der inneren Organe steht die Candidiasis pulmonum, insbesondere seit Einführung der Antibioticatherapie, an erster Stelle. Sie wird oft zunächst verkannt, da sie von anderen Lungenerkrankungen schwer abzugrenzen ist. Bei der *bronchopulmonalen* Form, die unter dem Bilde einer chronisch rezidivierenden Bronchitis verläuft, weist erst der massenhafte Nachweis von Pilzelementen im Sputum (Abb. 67 a) oder die wiederholte Züchtung von Candidapilzen in Reinkultur auf die Diagnose hin. Das Allgemeinbefinden ist in der Regel wenig gestört, das Röntgenbild zeigt unspezifische peribronchiale Verdickung und leichte Fibrose auf (Abb. 67b).

Bei der *pulmonalen* Form ist die Symptomatologie ausgeprägter, aber auch nicht spezifisch. Am häufigsten ist hier eine Verwechslung mit der Lungentuberkulose möglich, wobei Fieberschübe, pleuritische Reizungen und blutiges Sputum den Verdacht bestärken. Es kommen feuchte Rasselgeräusche und Dämpfungen wie bei Lobärpneumonien vor, ebenso kann das Röntgenbild dem entsprechen (Abb. 67c). Die Symptome verschwinden häufig rasch wieder, teils sind sie aber von langer Dauer. Bei Fehldiagnosen, speziell bei Durchführung einer antibiotischen Therapie auf Grund der Fehldeutung, kann sich eine Candidasepsis entwickeln.

Außer in der Lunge wird die Candidiasis noch im *Intestinal-* und *Urogenitaltrakt* — hier jedoch meist in der oberflächlichen Form — beobachtet. Auch eine Candidamykose des Zentralnervensystems bei Einschleppung von Keimen durch eine Liquorpunktion oder hämatogen und lymphogen bei Candidamykosen des Respirationstraktes wird beobachtet. Alle anderen Organe werden fast nur im Verlauf einer Candidasepsis befallen.

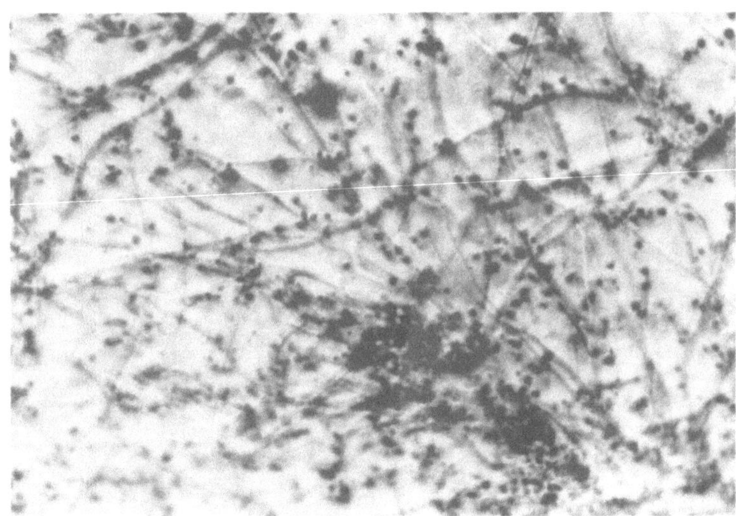

Abb. 67a—c. a Mycelfäden und Sporen von Candida albicans im Nativpräparat (Phasenkontrastbeleuchtung), b Candidiasis pulmonum (bronchitische Form). c Candidiasis (pulmonale Form)

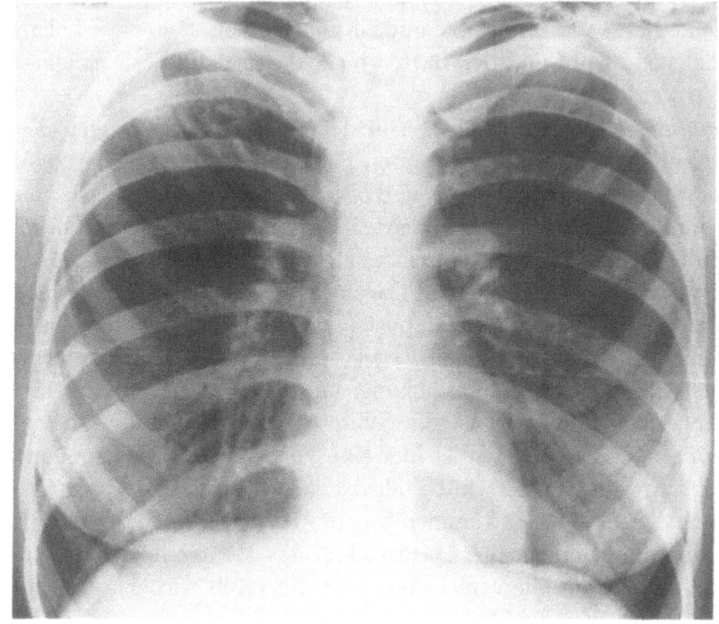

Abb. 67 b

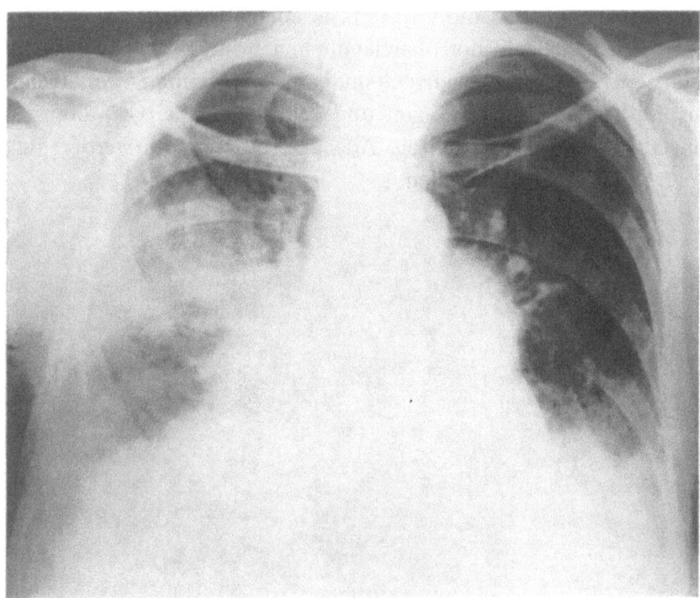

Abb. 67 c

12. Sepsis candidamycetica. Diese selbst heute noch therapeutisch schwer zu beeinflussende Form ist selten, jedoch seit Einführung der Antibioticatherapie häufiger geworden. Besonders bei Kindern kommt es im Verlauf oder im Anschluß an die antibiotische Behandlung einer Grippe, Pyelocystitis oder Pneumonie zu einer Candidasepsis. Das klinische Bild ist anderen septischen Erkrankungen durchaus ähnlich, die Diagnose wird leider oft erst bei der Sektion gestellt. Allgemeinsymptome sind Fieber, Appetitlosigkeit, Erbrechen und Gewichtsabnahme.

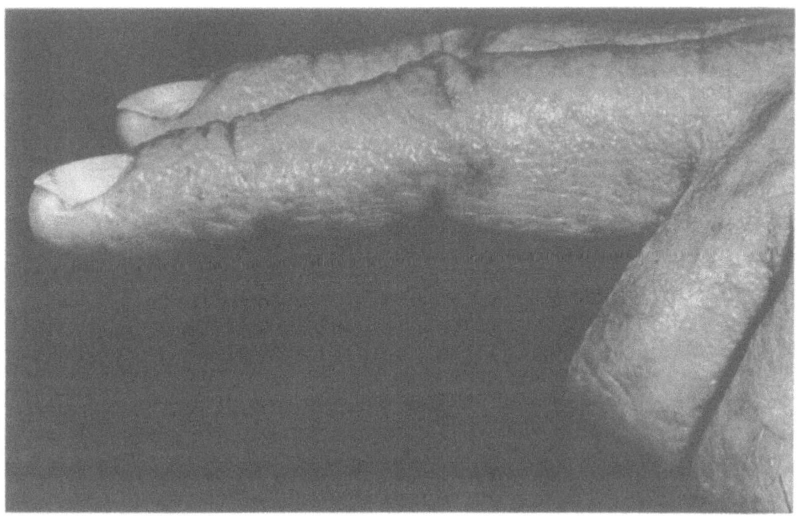

Abb. 68. Mykid bei Candidiasis pedum

13. Candidamykid. Es unterscheidet sich klinisch nicht wesentlich von den bei anderen Mykosen bekannten Bildern. Am häufigsten ist auch bei der Candidiasis das bläschenförmige dysidrotische Mykid an den Fingern (Abb. 68); die Behandlung mit Antibiotica kann infolge Antigenverwandtschaft ein Mykid provozieren. Maculöse und papulöse Exantheme treten in unterschiedlicher Lokalisation und Ausdehnung auf.

Erreger. Verschiedene Candidaarten, überwiegend C. albicans, danach etwa in der Reihenfolge der Häufigkeit: C. parapsilosis, C. tropicalis, C. guillermondi, C. krusei, C. intermedia, C. pseudotropicalis, C. stellatoidea.

Diagnose. In vielen Fällen ist die Verdachtsdiagnose auf das Vorliegen einer Soorerkrankung bereits klinisch zu stellen. An den Schleimhäuten sind die weißen Stippchen oder schwämmchenartigen Beläge, die sich unter leichter Blutung abwischen lassen, typisch. An der Haut sprechen der flottierende Randsaum und die schlaffen Pusteln am Rande oft großflächiger Erosionen für eine Candidiasis. Hautveränderungen an intertriginösen Partien sind immer verdächtig auf eine Candidiasis. Das gleiche gilt für einen hartnäckigen Juckreiz im Genitalbereich oder das Auftreten von Haut- und Schleimhautveränderungen unter einer Antibioticabehandlung. Bei einer Candidiasis sollte immer ein Diabetes mellitus ausgeschlossen werden.

Der *direkte* Nachweis von Hefepilzen im Nativpräparat ist oft entscheidender für die Diagnose als die Kultur. Da Candidapilze normalerweise Saprophyten sind, sagt erst die Menge der vorhandenen Erreger etwas über ihre Pathogenität aus.

In der Kultur ist besonders die Reinkultur mit zahlreichen Kolonien beweisend. Candidapilze wachsen gut auf gewöhnlichem Pilznährboden, langsam auf einer einfachen Blutplatte. Hier gleichen sie in der Kolonienform den Staphylokokken, in der Wachstumsgröße jedoch zunächst mehr Streptokokkenkolonien.

Die genaue Artbestimmung ist schwierig und zeitraubend; zur Differenzierung bestimmter Arten, speziell von Candida albicans, gibt es jedoch einfachere Methoden. Hier eignet sich vor allem der Nachweis von Chlamydosporen auf Reismehl-Agar. Für die Therapie in der Praxis reicht der Nachweis von Sproßpilzen im Nativpräparat (Abb. 69) im allgemeinen aus. Intracutane Hautteste mit Candidin sind wenig spezifisch. Immunserologische Verfahren (Komplementbindung, Agglutination und Serumhemmung) kommen für die generalisierte Candidiasis als ergänzende Untersuchungsmethode in Betracht. Sie lassen sich aber nur in Speziallaboratorien durchführen.

Therapie. Die Behandlung der Candidiasis ist sehr dankbar, sofern sie konsequent durchgeführt wird. Selbst die Candidasepsis ist prognostisch nicht mehr infaust.

Die Candidiasis der *Haut* spricht gut auf Farbstofflösungen (Sol. Castellani, Pyoktanin und Brillantgrün) in Kombination mit Schwefelschüttelmixtur, Schwefelpaste oder -salbe an. Selbstverständlich sind bei der nässenden intertriginösen Form zunächst feuchte Umschläge mit Clorina oder Kaliumpermanganat anzuwenden. Danach kann, wenn Farblösungen aus äußeren Gründen unzweckmäßig sind, ein Originalpräparat oder ein Antibioticum (Moronal, Pimaricin oder Trichomycin) verwendet werden.

An den *Schleimhäuten* bewähren sich neben dem bekannten Boraxglycerin (Rp. Boracis 5,0, Aqua dest., Glycerini āā 15,0) eine 1%ige Pyoktaninlösung, 5%ige Gentianaviolettlösung, Moronal bzw. Pimaricin als Lösung oder Ovula sowie andere Originalpräparate.

Bei der *generalisierten* oder *septischen* Form ist heutzutage die Behandlung mit Amphotericin B als Infusion das Mittel der Wahl. Vorsicht erscheint wegen der Toxicität geboten. Man beginne mit 0,1—0,2 mg/kg und steigere langsam je nach Verträglichkeit auf höchstens 1 mg/kg. Zusätzliche Gaben von Moronal oder Pimaricin sowie Parabene[1] (3—5mal 0,2 g/die) per os sind zu empfehlen, auch wenn die Antibiotica Moronal und Pimaricin vom Magen-Darmtrakt kaum resorbiert werden. Häufig bildet eine lokalisierte Erkrankung in diesem Bereich den Ausgangsherd.

Bei der *pulmonalen* Form kann zunächst die Verabfolgung eines Sprays (z. B. Moronal) versucht werden. Kommt es hiernach zu keiner Besserung bzw. Heilung, kommt ebenfalls Amphotericin B in Frage.

---

[1] Parabene sind Ester der Paraoxybenzoesäure und als Nipagin (Methylparaben) und Nipasol (Propylparaben) im Handel. Eine Rezeptur in Oblaten 100 mg āā ist möglich.

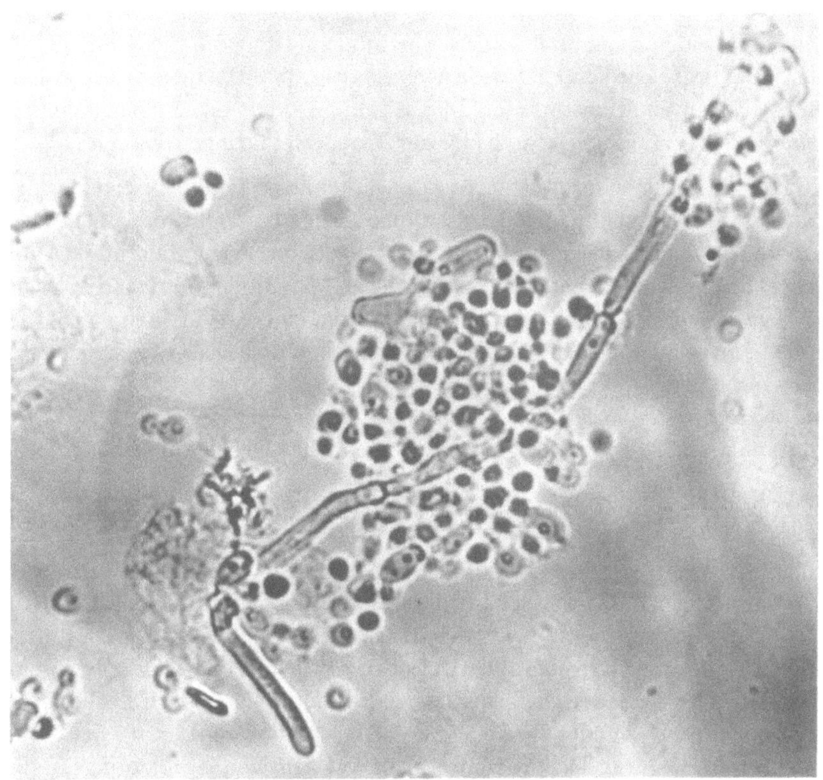

Abb. 69. Mycelfäden und Sporen in Traubenform von Candida albicans (Sputum)

Als besonders hartnäckig erweisen sich oft die Paronychien und Onychien durch Candidapilze. Konsequente Lokalbehandlung mit Farbstofflösungen und fungistatischen Antibioticasalben führen jedoch auch hier immer zum Ziel. Wichtig ist die Vermeidung von Feuchtigkeit und die gleichzeitige Behandlung von peripheren Durchblutungsstörungen. Bei hartnäckigen Fällen kommt zusätzliche Verabfolgung von Moronal per os in Frage. Tritt darunter keine Besserung ein, oder sind nur ein oder wenige Nägel befallen, empfiehlt sich die Nagelextraktion, die bei einer Candidiasis der Fußnägel immer durchgeführt werden sollte. Nur im äußersten Fall, bei völliger Therapieresistenz, ist eine parenterale Amphotericin B-Behandlung angezeigt.

Cryptococcosis (Europäische Blastomykose)

Die Cryptococcosis ist eine schwerwiegende, wenn auch seltene, ubiquitär vorkommende Erkrankung. Sie kann frühzeitig das Zentralnervensystem befallen und wird nicht selten überhaupt erst erkannt, wenn eine Meningitis oder Meningoencephalitis vorliegen. Die erste Beschreibung geht auf BUSCHKE im Jahre 1896 zurück. Insgesamt sind bisher erst wenig mehr als 500 Fälle beschrieben worden.

Cryptococcosis der Haut und Schleimhäute

Die Haut wird primär und isoliert nur in etwa 10%, die Schleimhaut in 3% befallen. Das klinische Bild ist sehr vielgestaltig, die Diagnose wird daher oft verkannt. Neben einer bestimmten Disposition erfordert das Angehen der Infektion eine kleine Verletzung, durch die der Erreger eindringen kann.

Klinik. Am ehesten als Cryptococcosis erkennbar sind blau-rote, ulcerierte Knoten mit einer unregelmäßigen, granulomatösen Oberfläche, die einem ulcerösgummösen Syphilid (Abb. 70) oder einer vegetierenden Pyodermie (Abb. 71) ähnlich sehen. Aber auch uncharakteristische, papulopustulöse oder psoriasiforme Veränderungen werden beobachtet. Unter einer atypischen, nicht heilen wollenden Impetigo oder acneiformen Knötchen kann sich ebenfalls eine Cryptococcosis verbergen.

An den *Schleimhäuten* treten Ulcera mit glasigen Knötchen (Abb 72a) oder glasig-granulomatöse Wucherungen unterschiedlicher Größe auf (Abb. 72b).

Erreger. Cryptococcus neoformans (auch als Cryptococcus hominis oder histolyticus bzw. als Torula histolytica bezeichnet).

Diagnose. Wichtig ist es, daß man bei allen unklaren granulomatösen, ulcerösen und pyodermischen Prozessen der Haut an eine Pilzerkrankung denkt. Kulturelle oder auch histologische Untersuchungen bestätigen die Diagnose. Der Erreger wächst leicht auf gewöhnlichem Pilznährboden; die hefeartige Kultur ist zunächst weißlich und wird später cremefarben bis gelb-braun. Niemals wird echtes Mycel, selten Pseudomycel gebildet, wobei eine genaue Artdifferenzierung den Speziallaboratorien vorbehalten bleiben muß. Zu berücksichtigen ist allerdings, daß das Wachstum von Cryptococcus neoformans durch Cycloheximid im Gegensatz zu Candidaarten gehemmt wird. Der Cycloheximidagar eignet sich demnach nicht zur Züchtung. Im Tuschepräparat (S. 10, Abb. 6) sind die typischen Kapseln im Gewebe, Absceß oder Liquor, nicht aber in Ausstrichen von der Kultur nachzuweisen.

Therapie. Bei oberflächlichen Veränderungen kommt antimykotische Lokalbehandlung mit Tinkturen und Lösungen (z. B. Sol. Castellani, an der Schleimhaut Sol. pyoktanini) in Frage. Bei tiefer gelegenen Granulomen oder gummösen Prozessen sind chirurgische Entfernung und — wo diese nicht möglich — Behandlung mit Amphotericin B angezeigt.

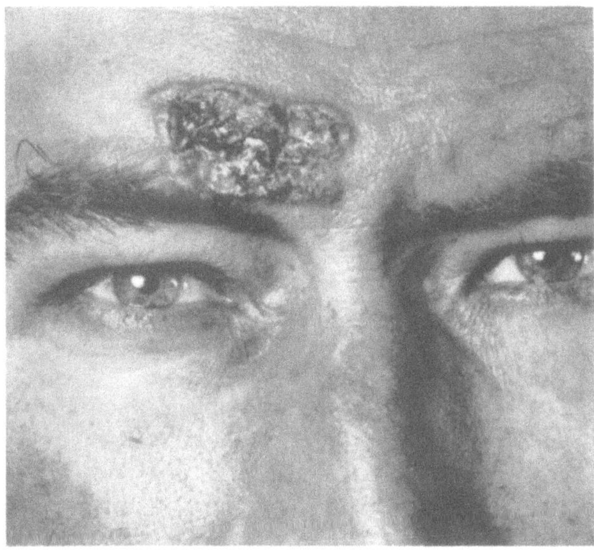

Abb. 70. Cryptococcosis der Haut (nach CONANT)

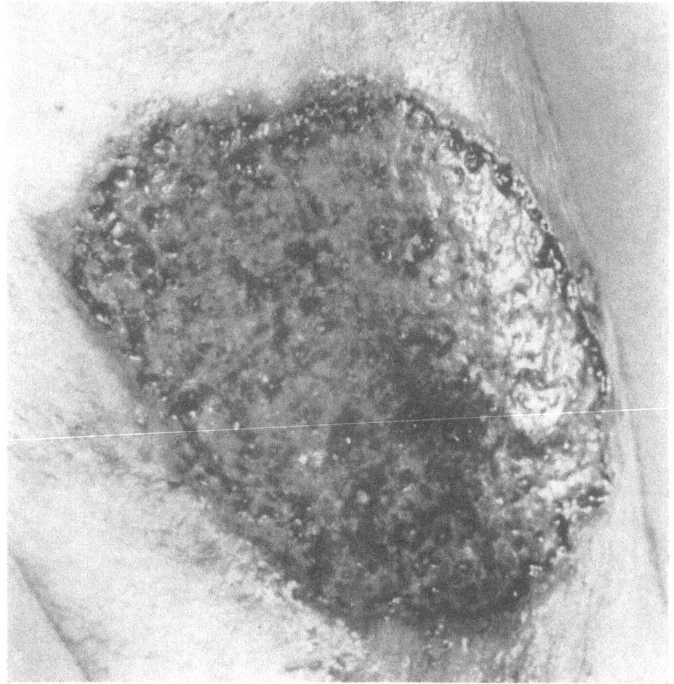

Abb. 71. Cryptococcosis, ulceriertes Granulom am Oberschenkel

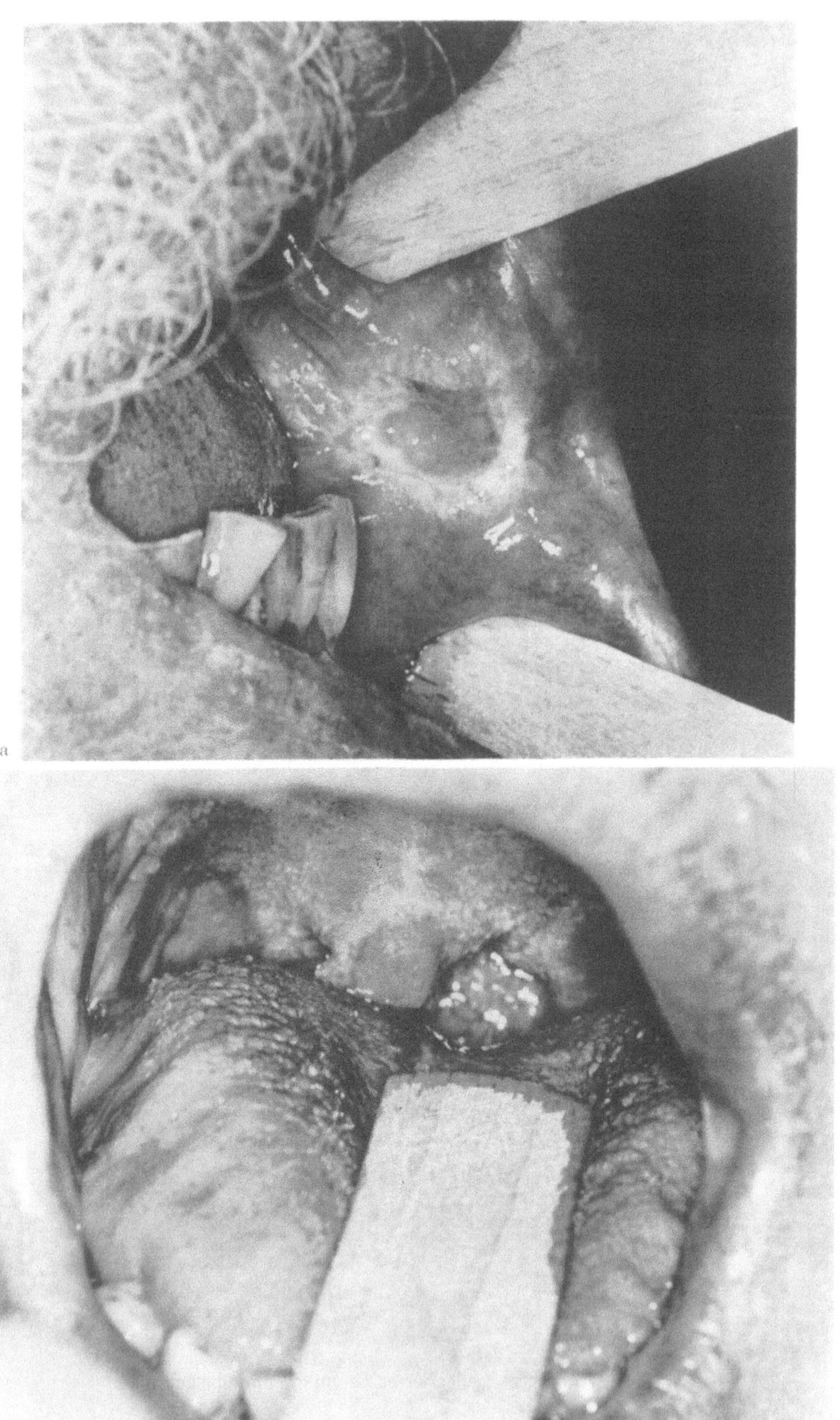

Abb. 72 a u. b. Cryptococcosis. a Ulcus der Schleimhaut, b Granulom an der Rachenhinterwand

Cryptococcosis anderer Organe

Die *pulmonale* Cryptococcosis ist wie bei anderen Pilzerkrankungen der Lunge uncharakteristisch. Klinisch werden neben völliger Symptomfreiheit subfebrile Temperaturen mit leichtem Hustenreiz ohne oder mit geringem schleimigem Sputum beobachtet. Röntgenologisch sind metastasenähnliche, multiple sowie disseminierte, kleinfleckige, einer miliaren Tuberkulose ähnliche Herde gefunden worden. Bei fortgeschrittener Erkrankung können die Herde mehr diffusen, pneumonischen Infiltraten ähneln (Abb. 73). Auch beidseitige peribronchiale Infiltrate kommen vor.

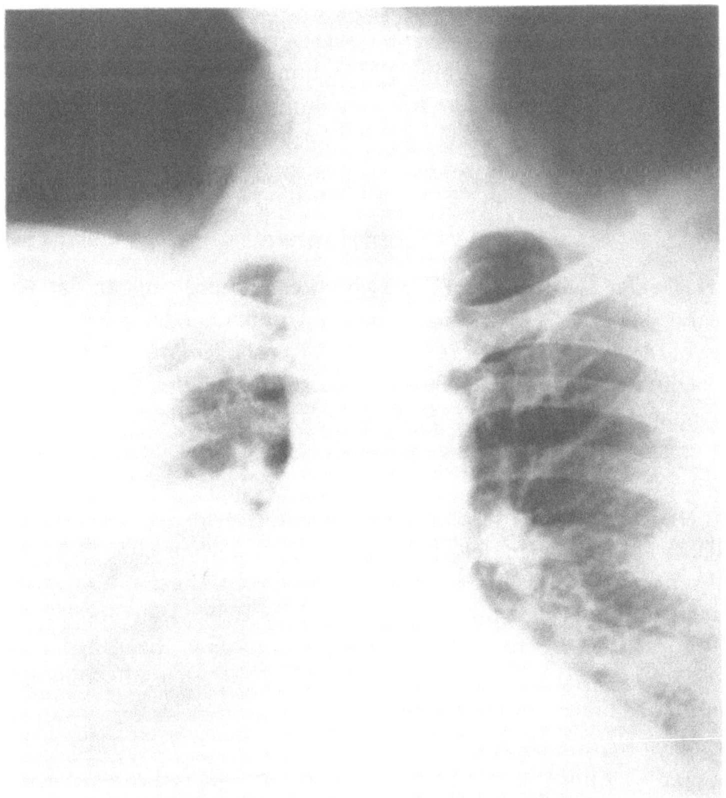

Abb. 73. Cryptococcosis der Lunge (nach CONANT)

Die Cryptococcosis des *Zentralnervensystems* unter dem klinischen Bild einer Meningitis oder Meningoencephalitis ist wohl am häufigsten. Seltener sind tumorähnliche Formen durch umschriebene Granulome und Pseudocysten in den Großhirnhemisphären oder im Kleinhirn, ausnahmsweise auch in der Medulla. Nicht immer gelingt es, einen Primärherd nachzuweisen. Die Symptomatologie entspricht analogen hirnorganischen Prozessen.

Der Befall *anderer Organe* kommt praktisch nur im Rahmen einer septisch metastatischen Verlaufsform vor. Hierbei finden sich Absiedlungen in Leber,

Nieren, Nebennieren, Schilddrüse, im Mediastinum, Epikard, Pankreas, Nebenhoden und Knochen. In den Knochen werden osteolytische Defekte mit Schwellung der umgebenden Weichteile und zeitweilig Fistelbildung (Osteomyelitis cryptococcica) beobachtet.

Diagnose. Bei der *pulmonalen* Form ist nach Ausschluß von Carcinommetastasen und Tuberkulose der Nachweis des Erregers im Sputum, gegebenenfalls durch bronchiale Lavage, erforderlich. Bei der *cerebralen* Form sind, soweit eine Meningoencephalitis vorliegt, die Erreger im Liquorsediment nachzuweisen. Als beste Methode gilt neben der Kultur der Direktnachweis im Tuscheausstrich (S. 10). In allen anderen Organen gelingt der Nachweis des Erregers nur durch Biopsie.

Therapie. Die Prognose einer Cryptococcosis anderer Organe als der Haut ist stets ernst. In jedem Fall sollte eine Behandlung mit Amphotericin B versucht werden. Gegenüber früher sind hierdurch Heilungen erzielt worden. Bei umschriebenen Veränderungen in der Lunge sollte Lobektomie mit Ausräumung benachbarter Lymphknoten erwogen werden

IV. Geotrichose

Der Erreger der Geotrichosis (Geotrichum candidum) zeigt in der Kultur ein hefeähnliches Wachstum. Er ist ein ubiquitär vorkommender Saprophyt, der nur sehr selten unter besonderen Voraussetzungen pathogen wird. Klinisch sind die durch ihn bedingten Erkrankungen, die praktisch nur an der Schleimhaut (Mund, Magen-Darmkanal) und in der Lunge vorkommen, von denen einer Candidiasis nicht abzugrenzen. Es ist daher zweckmäßig, die Geotrichosis im Anschluß an die Blastomykose zu besprechen.

Klinik. Die Geotrichosis der *Mundschleimhaut* gleicht den Veränderungen der Candidiasis. Auch hierbei findet man weißliche Stippchen oder Beläge, die sich manchmal unter Hinterlassung einer leicht blutenden Erosion abwischen lassen. Die *intestinale* Form verläuft unter dem Bilde chronischer Diarrhoen, während die *pulmonale* Form dem Krankheitsbild einer chronischen Bronchitis oder einer Tuberkulose gleicht. Der Röntgenbefund entspricht ebenfalls diesen Erkrankungen und ist somit uncharakteristisch.

Erreger. Geotrichum candidum.

Diagnose. Sie ist nur durch den Nachweis des Erregers zu stellen. Auf üblichen Pilznährböden — am besten mit Zusatz eines bakteriostatischen Antibioticum zur Unterdrückung des Wachstums der bakteriellen Begleitflora — läßt er sich leicht züchten. Makroskopisch wächst Geotrichum candidum als weiße, hefeartige, flache Kolonie, deren Oberfläche aber trockener als die anderer Hefepilze ist; mikroskopisch ist das Bild durch die zahlreichen rechteckigen Arthrosporen sehr typisch.

Therapie. Da Geotrichum candidum ein Oberflächenparasit ist und kaum zu schweren Erkrankungen oder gar einer Sepsis führt, reicht im allgemeinen eine lokale Behandlung aus. Boraxglycerin und Pyoktaninlösung sind wie bei der Candidiasis Mittel der Wahl. Bei der pulmonalen und intestinalen Form genügt meistens Jodkali, gegebenenfalls kann zusätzlich eine Behandlung mit Autovaccine versucht werden.

V. Sporotrichose

Die Sporotrichose ist eine recht seltene, ubiquitär vorkommende, tiefe Mykose, die subakut oder chronisch verläuft. Im allgemeinen werden nur die Haut, selten innere Organe befallen. Bemerkenswert ist eine starke und frühzeitige Beteiligung der Lymphbahnen und der regionären Lymphknoten. Auch die Schleimhaut ist gelegentlich miterkrankt.

Sporotrichose der Haut und Schleimhaut

Sie beginnt nahezu ausnahmslos mit einem Primärherd (Inoculationsschanker). Eintrittspforte ist eine kleine Verletzungsstelle an den Extremitäten, seltener im Gesicht oder Nacken. Die Infektion erfolgt durch Erde, Holz oder Pflanzen, ab und zu auch durch erkrankte Tiere; die ländliche Bevölkerung ist daher bevorzugt erkrankt.

Klinik. An der Verletzungsstelle entwickelt sich zunächst ein kleiner Knoten mit einer mehr oder weniger starken Lymphangitis oder Lymphadenitis. In diesem Stadium wird die Erkrankung meistens nicht erkannt, es sei denn, daß die Infektion im Rahmen einer Berufsinfektion experimentell erfolgt, wie dies bei einem unserer Tierpfleger der Fall war. Bei manchen *lokalisierten* Formen bleibt die Erkrankung im wesentlichen auf die Epidermis und oberen Cutisabschnitte beschränkt. Selbst wenn an anderen Körperstellen neue Herde auftreten, sind sie oberflächlich und lokalisiert. Dies hängt von einer besonderen Immunitätslage des Organismus ab. Solche Formen sehen acneiformen Pusteln, furunkuloiden Knoten, syphilitischen Primäraffekten oder einer Tuberculosis cutis verrucosa ähnlich. Aus diesen lokalisierten und oberflächlichen Formen können sich jederzeit tiefergreifende Knoten entwickeln. Sie wachsen langsam, ulcerieren aber sehr bald und es entsteht ein Geschwür mit einem wallartigen Rand (Abb. 74), das später, ausgestanzt und scharf begrenzt, einem ulcerierten Gumma gleicht (Abb. 75). Auch mehrere fistelnde, manchmal fluktuierende Knoten, einer Tuberculosis cutis colliquativa ähnlich, kommen vor (Abb. 76). Auf dem Lymphwege breitet sich der Erreger weiter aus; aneinandergereiht liegen dann mehr oder weniger große Knoten, die zunächst frei beweglich, später mit der darüberliegenden Haut verbacken sind und eine rote bis violette Farbe annehmen. Bei dieser *lymphangitischen* Form ulcerieren einige Knoten und entleeren dünnflüssigen Eiter. Die Lymphbahnen sind strangförmig zu tasten. Zu diesem Zeitpunkt ist die Diagnose leicht, wenn an eine Sporotrichose differentialdiagnostisch gedacht wird. In seltenen Fällen ist die Infektion auch in der Analregion lokalisiert, wobei bekannte differentialdiagnostische Schwierigkeiten mit der Aktinomykose, colliquativen Tuberkulose oder dem Granuloma inguinale auftreten können.

Die Sporotrichose der *Schleimhaut* kann sowohl primär als auch sekundär auftreten, und zwar im Mund, Rachen oder in der Nase. Erytheme oder Papeln, die eine Stomatitis, Glossitis, Laryngitis oder Rhinitis vortäuschen können, sind im Beginn uncharakteristisch. In fortgeschrittenen Fällen kommt es zu einer übelriechenden, fauligen Wucherung mit Zerstörung der Schleimhaut (Abb. 77).

Durch hämatogene Streuung des Erregers entsteht die disseminierte Sporotrichose mit Ausbreitung der Knoten über den gesamten Körper. Bei dieser seltenen Form besteht ein schweres Krankheitsgefühl, die Patienten werden kachektisch und sterben oft innerhalb von Wochen, insbesondere dann, wenn

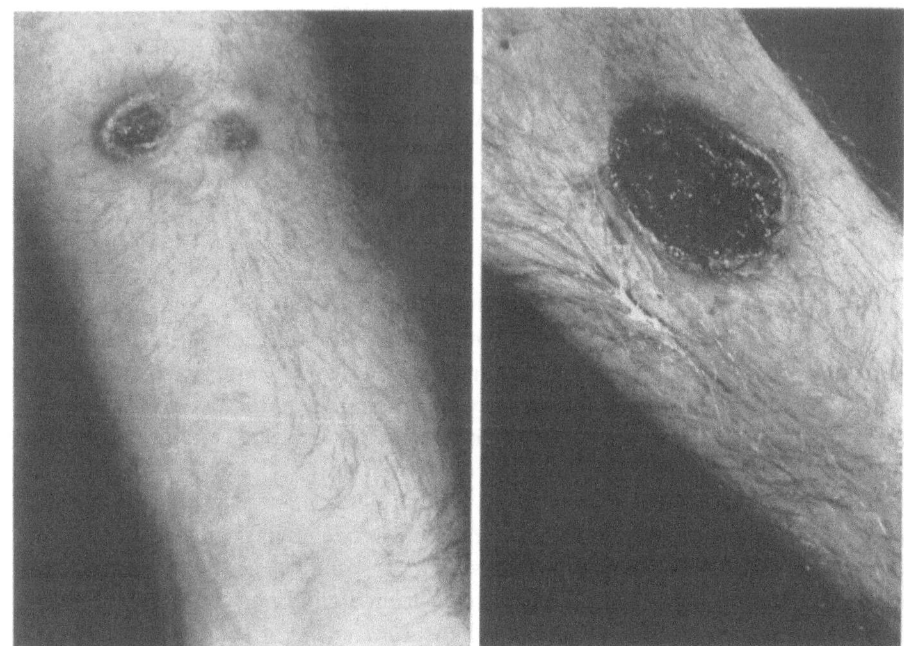

Abb. 74. Sporotrichose (kleiner ulcerierter Knoten)

Abb. 75. Sporotrichose (ulcerierter gummöser Knoten)

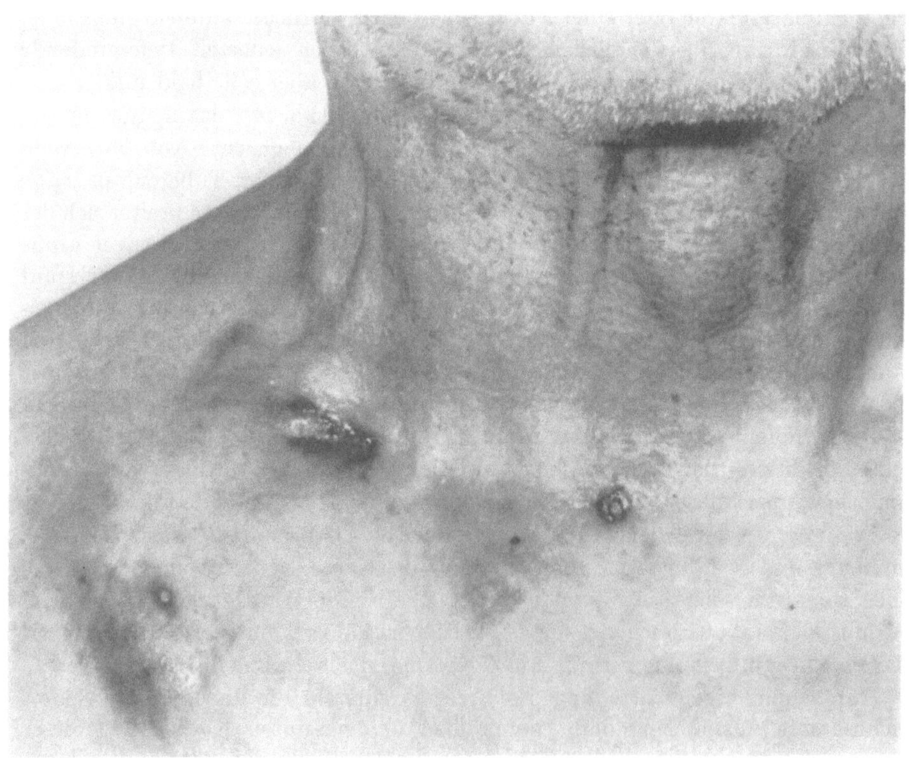

Abb. 76. Sporotrichose (fistelnde Form, Tuberculosis cutis colliquativa-ähnlich)

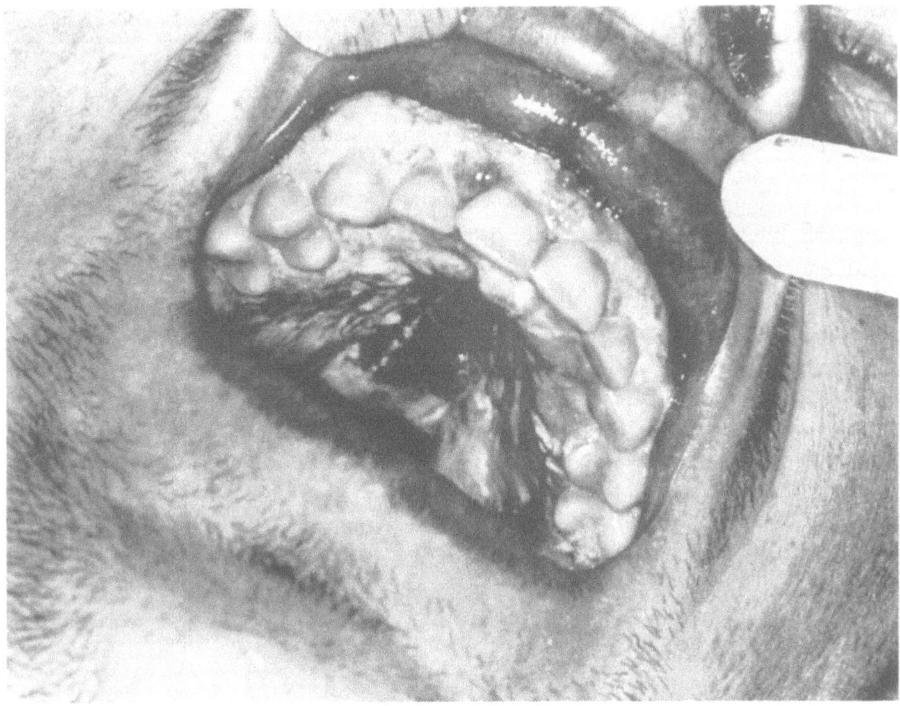

Abb. 77. Sporotrichose der Mundschleimhaut (Zerstörung der Gingiva)

zusätzlich andere Organe befallen sind. Gelegentlich ist die Sporotrichose auch mit einer Tuberkulose der Haut kombiniert.

Sporotrichose anderer Organe

Die innere, systematisierte oder Organsporotrichose, bei der Muskeln, Gelenke oder Knochen mitbefallen werden, ist sehr selten und tritt im allgemeinen nur sekundär im Rahmen einer disseminierten oder einer vernachlässigten lymphangitischen oder lokalisierten Form auf. Primär können auch Lunge, Hoden und Nebenhoden erkranken. Eine isolierte Sporotrichose des Gehirns ist bisher in einem Fall beobachtet worden, hingegen kommt es bei disseminierter Sporotrichose manchmal zu einer Mitbeteiligung des Zentralnervensystems.

Allergische Reaktionen, auch als *Sporotrichide* bezeichnet, werden wie bei anderen tiefen Mykosen beobachtet. Das klinische Bild ist unspezifisch (maculopapulös oder lichenoid), die Diagnose nur im Zusammenhang mit anderen Veränderungen der Sporotrichose zu stellen.

Erreger. Sporotrichon Schencki.

Diagnose. Bei allen unklaren chronisch entzündlichen Prozessen, besonders bei atypischen Formen einer Lues oder Tuberkulose, sollte man die Sporotrichose differentialdiagnostisch in Betracht ziehen. Der direkte Nachweis des Erregers gelingt praktisch kaum, da die Sporen im Eiter einen polymorphen Charakter haben. Neben kleinen, rundlichen Sporen kommen auch spindelig ausgezogene und kommaförmige Stäbchen vor.

Auf üblichem *Kultur*-Nährboden (auch auf Cycloheximidagar) läßt sich das Sporotrichon hingegen leicht züchten. Normalerweise wächst es in der Hefephase, wobei nach 2—3 Tagen zunächst bakterienähnliche wachsfarbene Kolonien sichtbar werden; ältere Kulturen haben immer eine gefältelte Oberfläche. In der Peripherie bilden sich fransenartige Ausläufer, ein Vorstadium des Übergangs in die Mycelphase, bei dem dunklere bis schwarze Farbtöne auftreten können. Bei *mikroskopischer* Betrachtung findet man feine, oft astartig verzweigte Mycelfäden, an deren Ende rosettenartig, tropfenförmige Conidien aufsitzen. Das *histologische* Bild der Sporotrichose ist nicht immer typisch. Im allgemeinen finden sich jedoch die für tiefe Mykosen typischen Granulombildungen mit Riesenzellen, in denen die Erreger durch entsprechende Färbungen nachzuweisen sind. *Tierversuche* mit Sporotrichon Schencki rufen bei Ratten und Mäusen charakteristische Veränderungen hervor. Bei intraperitonealer Infektion kommt es zu Hodenschwellung und knotenförmigen Auftreibungen des Schwanzes. Aus diagnostischen Gründen sind derartige Tierversuche jedoch selten notwendig. *Immunologisch* läßt sich die klinische oder mykologische Verdachtsdiagnose durch Intracutanteste mit Sporotrichin oder durch die Präcipitinreaktion bestätigen; eine große Spezifität kommt diesen Reaktionen aber nicht zu.

Therapie. Jod in Form des Kalium jodatum ist bis heute immer noch Mittel der Wahl. Möglichst schnell soll die Höchstmenge — je nach Toleranz 3—6 g/die — erreicht werden. Um Rückfälle zu vermeiden, ist die Therapie 4—6 Wochen über die klinische Heilung hinaus fortzusetzen. Bei Versagen oder Unverträglichkeit von Jod kommt ein Versuch mit Griseofulvin (1,5 g/die) in Betracht; Sulfonamide sind bisher erfolglos angewandt worden, Antibiotica sogar kontraindiziert. Bei Versagen jeglicher medikamentöser Therapie sollten Vaccinebehandlung oder Röntgenstrahlen (Entzündungsdosen) versucht werden; von chirurgische Maßnahmen ist im allgemeinen abzuraten.

VI. Aktinomykose

Nach neuerer Auffassung ist die Aktinomykose eine ausschließlich endogene Infektion im Rahmen einer Mischinfektion, die durch anaerobe Actinomyceten verursacht wird. Die Erreger (Actinomyces Israeli und bovis) kommen als Kommensalen vorwiegend in der Mundhöhle, aber auch im Darm, speziell im Appendix vor. Sie werden nur unter bestimmten Voraussetzungen pathogen, und zwar dann, wenn anaerobe oder mikroaerobe Verhältnisse bestehen. Der wichtigste Begleitkeim ist das Bacterium actinomycem comitans. Grundsätzlich können alle Organe befallen werden. Man unterscheidet in der Hauptsache 3 Formen: die cervicofaciale, abdominale und die pulmonale Form.

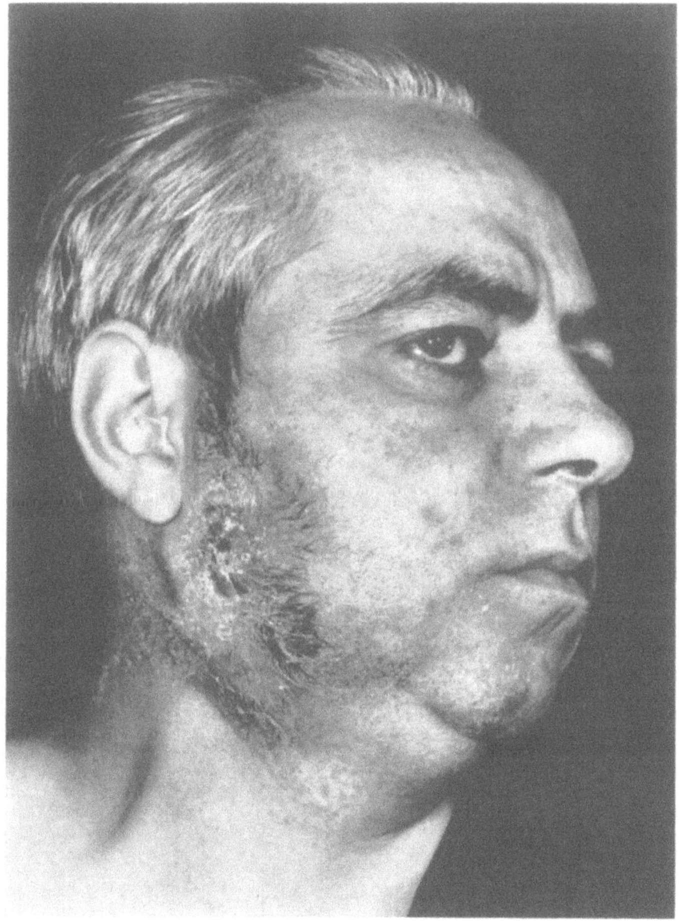

Abb. 78. Aktinomykose mit Kiefersperre

Cervicofaciale Aktinomykose

Die Kiefer- und Gesichtsaktinomykose ist die häufigste Form. Dies beruht darauf, daß die Mundhöhle der normale Standort der Actinomyceten ist, hier Traumen nach Zahnextraktionen besonders häufig sind, und Zahnfleischtaschen das Eindringen des Erregers in das Gewebe erheblich mehr als an anderen Körperstellen ermöglichen.

Klinik. Die früher als typisches Krankheitsbild bekannte, bretthart Weichteilinfiltration mit blauroter Verfärbung und zahlreichen Fisteln ist immer ein fortgeschrittenes Stadium und wird heutzutage weit seltener beobachtet (Abb. 78). Häufig finden sich neben derbentzündlichen Knoten gestrickte Narben im Kiefer-

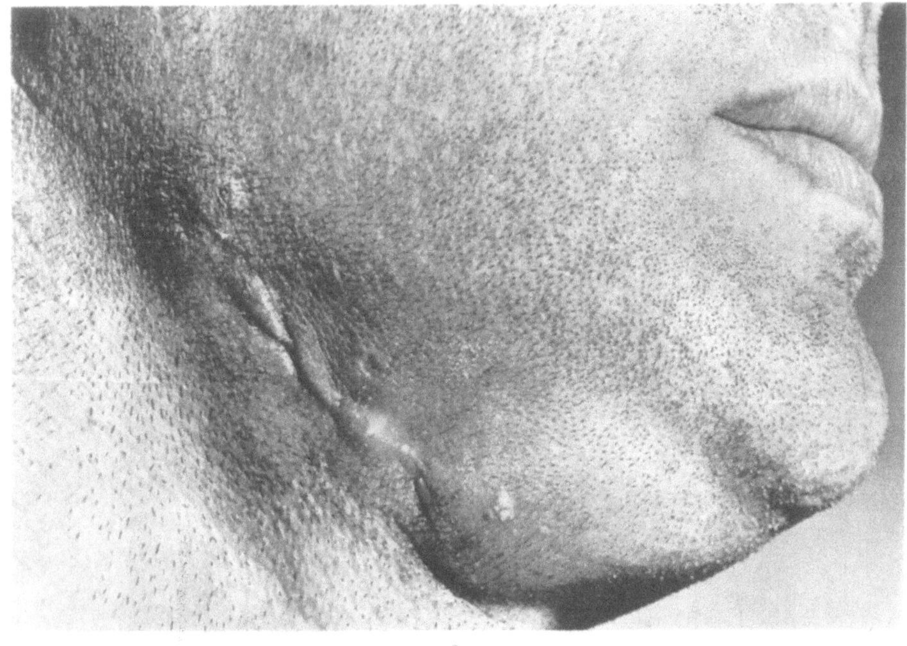

a

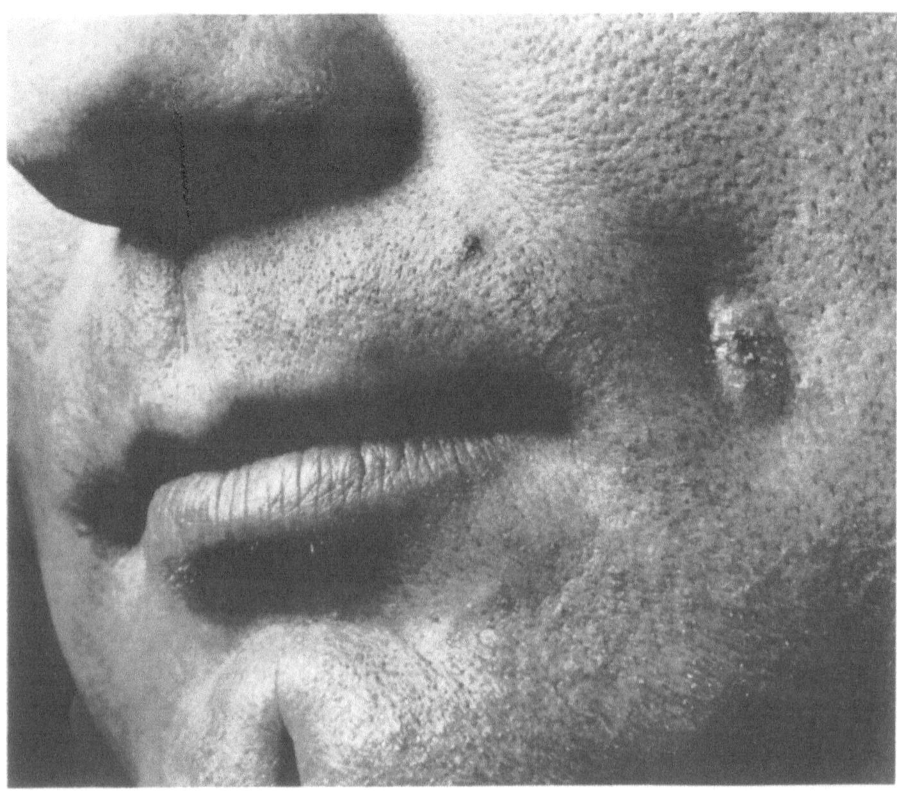

b

Abb. 79 a u. b. Aktinomykose. a Gestrickte Narbe, b Initiale Form

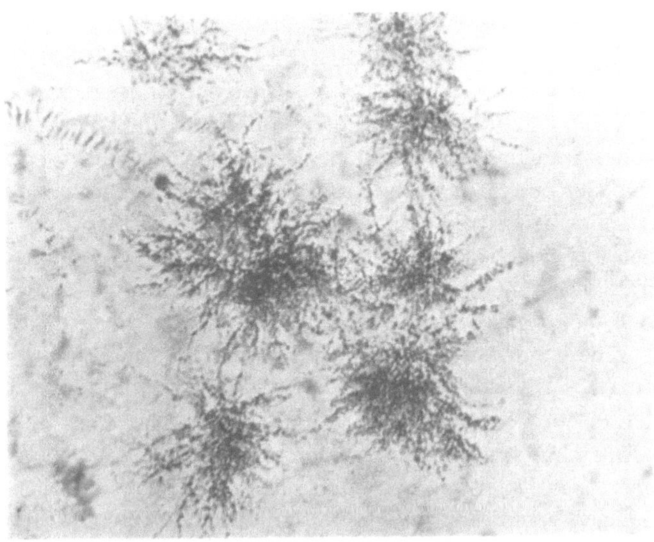

Abb. 80. Aktinomykose (Kultur auf Fortnerplatte 2—3 Tage alt)

winkel (Abb. 79a), die ebenso wie die durch die Infiltration bedingte Kiefersperre typisch sind. Im Beginn ist die Erkrankung von unspezifischen Entzündungen im Kieferbereich nicht zu unterscheiden. Sie wird nicht selten als banaler Absceß oder als „Zahnfistel" zunächst verkannt (Abb. 79b). Dieses frühe Stadium wurde auch als Pseudoaktinomykose, besser jedoch als initiale oder abortive Aktinomykose bezeichnet. Jederzeit kann hieraus ohne Behandlung eine schwere Verlaufsform entstehen.

Erreger. Actinomyces Israeli und bovis.

Diagnose. Im fortgeschrittenen Stadium ist die Verdachtsdiagnose auf Grund typischer Merkmale leicht zu bestätigen. Ein wichtiges Kriterium hierfür sind die sog. *Drusen.* Man kann ihr Vorhandensein an der körnigen Beschaffenheit des Eiters erkennen, insbesondere wenn man ihn im Gegenlicht an der Reagensglaswand oder auf dem Boden einer Petrischale entlangfließen läßt. Den Beweis liefert die Darstellung der Drusen im Nativpräparat durch einfaches Aufquetschen des Deckglases auf den mit Eiter beschickten Objektträger. Zusätze von Kalilauge zur Aufhellung sind nicht unbedingt erforderlich.

Sicherstes diagnostisches Kriterium ist jedoch die *Kultur,* bei der apathogene Actinomyceten und Nocardien abgegrenzt werden können. Wegen ihrer Schwierigkeit sollte sie bei unzureichender Ausrüstung und Erfahrung Speziallaboratorien vorbehalten bleiben. Von zahlreichen angegebenen Verfahren hat sich nach LENTZE die Züchtung auf der Fortnerplatte am besten bewährt, zumal bereits nach 2—3 Tagen die Diagnose durch das sternförmige Wachstum des Actinomyceten zu erkennen ist (Abb. 80). Eine frühzeitige Diagnose bietet den Vorteil, daß ein Überwuchern der Actinomyceten durch die Begleitflora verhindert wird. Ein einfaches Verfahren zur routinemäßigen Diagnostik, allerdings nicht so zuverlässig, gibt HERPAY an. Im Stichkulturverfahren wird ein halbstarres Medium beimpft.

Andere Formen der Aktinomykose

Verhältnismäßig selten ist die *Zungenaktinomykose*. Ihre Häufigkeit wird auf 0,3—3% aller Aktinomykosefälle geschätzt. *Klinisch* tritt sie als zunächst kleiner, derber, leicht druckschmerzhafter Knoten auf, ohne daß Veränderungen der darüberliegenden Schleimhaut erkennbar sein müssen. Er liegt fast immer im vorderen Drittel der Zunge. Je nach Art der Begleitflora kommt es zu einem mehr oder weniger schnellen Wachstum. Die selteneren subakuten oder gar akuten Verlaufsformen gleichen banalen Abscessen, während die chronischen erst dann gegen Tumoren abgegrenzt werden können, wenn sich aus kleinen Fisteln Eiter entleert. Das Kauen von Strohhalmen oder Gräsern hat nach heutiger Ansicht für die Pathogenese nur insofern eine Bedeutung, als hierdurch Verletzungen entstehen können, durch die die in der Mundhöhle saprophytär vorkommenden Actinomyceten ins Gewebe eindringen.

Bei der Entstehung der *Bauchaktinomykose* sind pathogenetisch vorausgegangene operative Eingriffe, besonders am Blinddarm, seltener chronische Darmerkrankungen von Bedeutung. Sie kann auch von einer Aktinomykose der weiblichen Geschlechtsorgane ausgehen. Das klinische Bild ist im Beginn ebenfalls atypisch, später kommt es aber auch hier zu blauroten, frühzeitig fistelnden Knoten und derben Infiltraten. Bei der *Genitalaktinomykose* erfolgt früher oder später vom kleinen Becken aus ein Durchbruch durch die Bauchhaut zum Oberschenkel oder zur Lendengegend. Fortgeleitet vom Appendix, Coecum, den Ovarien oder der Blase entsteht die *anorectale* Form.

Die *Lungen* erkranken im Gegensatz zur Nocardiose bei der Aktinomykose immer sekundär. Eine scheinbar primäre Infektion kann durch Aspiration von Eiter entstehen. Weit häufiger aber entsteht die Erkrankung fortgeleitet von einer Kieferaktinomykose nach Art eines Senkungsabscesses. Vom Mediastinalraum aus greift der Prozeß auf die Lungen über. Klinisch unterscheidet man ein bronchopulmonales, ein pleurothorakales und ein fistuläres Stadium.

Die primäre Aktinomykose der *Haut* ist nach Abgrenzung der Nocardiose von der Aktinomykose nur noch ganz selten. Gelegentlich kommt sie nach Biß- oder Faustverletzungen vor.

Diagnose. Differentialdiagnostisch sind bei der Zungenaktinomykose gutartige und bösartige Tumoren sowie die colliquative Tuberkulose in Betracht zu ziehen. Für die Bauch- und Genitalaktinomykose kommen differentialdiagnostisch in erster Linie die colliquative Tuberkulose oder das Lymphogranuloma inguinale, für die Lungenaktinomykose tuberkulöse oder unspezifische chronische Lungenerkrankungen in Frage. Beweisend ist erst der Nachweis des Erregers bzw. eine deutliche Herdreaktion nach intra- oder subcutaner Injektion von Vaccineantigen.

Therapie. Die kombinierte Behandlung von Antibiotica *und* Sulfonamiden hat heute den Vorrang. Speziell bei Bauch-, Lungen- und Genitalaktinomykosen sind hohe Dosen Penicillin (2 Mega pro Tag über mehrere Wochen) erforderlich. Tritt nach einer Woche keine Besserung ein, kann die Dosis auf 10 und mehr Mega pro Tag gesteigert werden. Auch andere Antibiotica wie Streptomycin, Tetracyclin, Erythromycin und Chloramphenicol sind wirksam. Der Wechsel eines Antibioticums ist vor allem deshalb oft notwendig, weil die Begleitbakterien

(B. actinomycem comitans, B. melaninogenicum u. a.) gegen das eine oder andere Antibioticum eine Resistenz aufweisen können. Die Kombination mit Sulfonamiden empfiehlt sich wegen einer Mischinfektion mit Nocardien (speziell bei Lungenaktinomykosen), die auf Antibiotica nicht ansprechen.

Nicht vergessen werden sollten aber auch andere Behandlungsmethoden, speziell die Vaccinebehandlung, auf die besonders die therapieresistente Bauchaktinomykose anspricht. Das Dosierungsschema für die Behandlung ist der Vaccine beigefügt. Versagt auch diese Behandlung, so kann unter Umständen eine zusätzliche Jod- und Röntgentherapie sowie chirurgische Behandlung resistente Fälle zur Abheilung bringen.

VII. Nocardiose

Die Nocardiose der Haut ist unter der Bezeichnung Mycetom als Erkrankung der Tropen und Subtropen bekannt; in Europa wird sie fast nur in den Mittelmeerländern noch häufiger beobachtet. Das Eindringen der Erreger in die Haut erfordert eine Verletzung. In warmen Ländern ist daher der Fuß bei der barfußlaufenden Bevölkerung die häufigste Lokalisationsstelle.

Klinik. An der Verletzungsstelle tritt, manchmal erst 1—2 Jahre nach der Infektion, ein zunächst nur wenig druckschmerzhafter Knoten auf. Bald bildet sich jedoch eine kleine Fistelöffnung, aus der sich eine ölige, körnige Flüssigkeit entleert, in der typische Drusen zu finden sind. Mit Zunahme der Schwellung entstehen durch immer neue fistelnde Knoten von unterschiedlicher Konsistenz blumenkohlartige Tumoren. Neben den sog. actinomycetischen Mycetomen gibt es auch solche, die durch Schimmelpilze verschiedener Art verursacht werden. Klinisch unterscheiden sie sich nicht voneinander. Im fortgeschrittenen Stadium können auch die Knochen mitbeteiligt werden. Außer an den Füßen kommt die Nocardiose an den Händen und am Stamm vor und bildet erbs- bis walnußgroße, lila-rötliche, zentral erweichte Knoten von unregelmäßiger Oberfläche.

Das klinische Bild der Nocardiose *anderer Organe* ist noch atypischer. Die Lunge erkrankt am häufigsten; fast immer wird die *Lungennocardiose* als Tuberkulose fehldiagnostiziert. Symptome wie Fieber, Nachtschweiß, Gewichtsverlust und Abgeschlagenheit stimmen mit der Tuberkulose weitgehend überein. Befall des Zentralnervensystems in Form von Hirnabscessen kann die Diagnostik weiter erschweren.

Erreger. Nocardia asteroides, N. brasiliensis, N. madurae u. a.

Diagnose. Die zahlreichen fistelnden Knoten und der körnige Eiter, in dem sich die Drusen im Nativpräparat nachweisen lassen, bestätigen die klinische Verdachtsdiagnose. Allerdings lassen sich Drusen nicht immer nachweisen. *Kulturell* sind die Nocardien hinsichtlich des Nährbodens sehr anspruchslos, so daß sie sich im Gegensatz zu den anaeroben Actinomyceten leicht auf üblichem Pilznährboden züchten lassen. Die in Europa vorkommende Nocardia asteroides zeigt in der Kultur eine granuläre Oberfläche von verschiedener Farbe (weiß, gelb, orange). Mikroskopisch finden sich feine verzweigte Hyphen, die größtenteils in kurze grampositive, manchmal auch säurefeste Stäbchen zerfallen sind.

Therapie. Wenn die Nocardiose, speziell das Mycetom, überhaupt auf eine medikamentöse Behandlung anspricht, ist eine über lange Zeit durchgeführte

Therapie mit Sulfonen oder Sulfonamiden noch immer am wirksamsten. Nach neueren Untersuchungen soll auch Griseofulvin in manchen Fällen nützlich sein. Die Verwandtschaft der Nocardien mit säurefesten Stäbchen war Veranlassung, Isoniacid und Streptomycin mit unterschiedlichem Erfolg zu verwenden. Zusätzliche kleinchirurgische Maßnahmen sind oft von Nutzen. Auch größere chirurgische Eingriffe (selbst Teilamputationen) können manchmal nicht umgangen werden.

VIII. Schimmelpilzmykosen

Als Superinfektion unter oder nach einer antibiotischen Behandlung haben die Schimmelpilzmykosen sicher zugenommen. Unter Schimmelpilzen verstand man ursprünglich nur solche Pilze, die von der Verschimmelung verdorbenen Materials bekannt waren, also vor allem Penicillium-, Aspergillus- und Mucorarten. Heute zählt man hierzu ganz allgemein alle Hyphomyceten, also sämtliche Pilze, die Hyphen (Pilzfäden) bilden. Eine Unterteilung in Strahlen-, Sproß- und Schimmelpilze wäre demnach für medizinische Belange am einfachsten. In der medizinischen Mykologie hat es sich aber eingebürgert, daß zu Schimmelpilzen nur die Hyphomyceten gezählt werden, die fakultativ pathogen sind, im wesentlichen also die Aspergillus-, Penicillium- (Scopulariopsis), die Mucor- und Cephalosporiumarten. Als Erreger selbständiger Erkrankungen sind das Verticillum, Hemisporum und Peyronellum sehr umstritten.

Da die Schimmelpilze lediglich fakultativ pathogene Erreger und darüber hinaus die verbreitesten Anflugpilze sind, wird die Entscheidung oft außerordentlich schwer, ob es sich bei dem auf einer Kultur gewachsenen Pilz tatsächlich um den Erreger der Mykose handelt. Durch die Einführung von Kulturnährböden mit selektiv schimmelpilzhemmenden Antibioticazuständen ist mehr und mehr bekanntgeworden, daß außer dem zunächst als pathogen angesprochenen Schimmelpilz später doch noch ein anderer pathogener Erreger wuchs. Eine derartige Möglichkeit muß immer ausgeschlossen werden, ehe man sich zur Diagnose einer gewiß seltenen Schimmelpilzerkrankung entschließt.

Aspergillose

Die Aspergillose der Haut ist selten und uncharakteristisch; eine gewisse Bedeutung hat lediglich der Befall der Lungen und des äußeren Gehörgangs. Weit häufiger als beim Menschen kommen aber Aspergillosen bei Tieren (Rindern, Vögeln, Geflügel und Fischen) vor.

Klinik. An der Haut gleicht das klinische Bild einem Ekzem oder einer Sporotrichose. Demzufolge kann sich unter unklaren ekzematösen, verrucösen, granulomatösen und gummösen Hautveränderungen eine Aspergillose verbergen. Ein charakteristisches Bild gibt es somit nicht. Auch bei der Maduromykose werden neben anderen Schimmelpilzen Aspergillusarten gezüchtet. Generalisierte superfizielle Aspergillosen unter dem Bilde einer seborrhoischen Erythrodermie sowie Aspergillosen des behaarten Kopfes unter dem eines seborrhoischen Ekzems halten nur selten der Kritik einer echten Mykose stand. Oft ist der Aspergillus hier saprophytär oder hat zumindest nur teilpathogenetische Bedeutung.

Die Aspergillose der *Lungen* tritt unter verschiedenen Bildern auf. Die Pilzbronchitis ist völlig, auch röntgenologisch, uncharakteristisch; leichter kann man

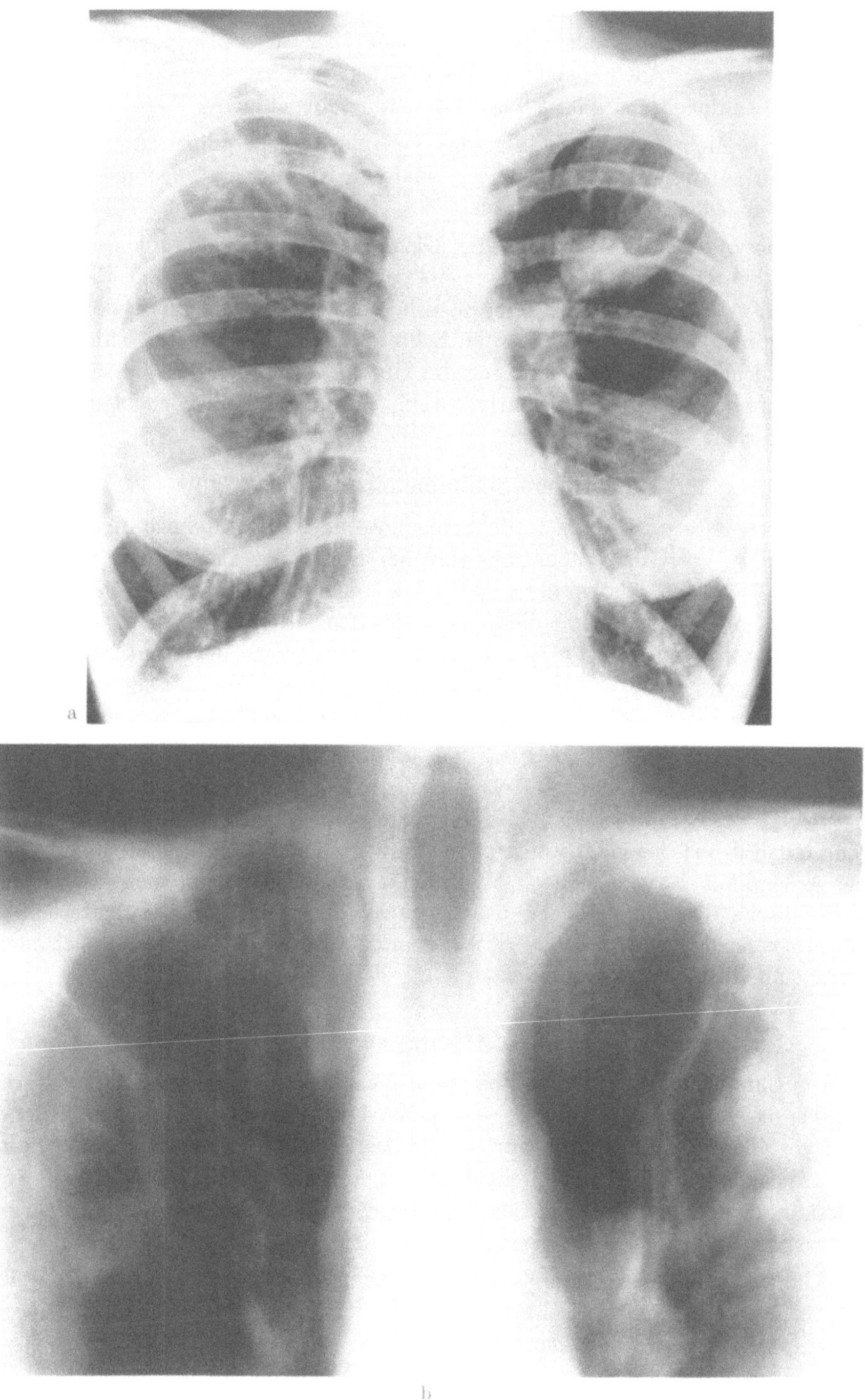

Abb. 81. a Aspergillose der Lunge, b Kaverne (Schichtaufnahme)

die bronchopulmonale Form diagnostizieren, sobald Tuberkulose und Tumor ausgeschlossen sind. Die sekundäre Infiltration einer tuberkulösen Kaverne mit Aspergillus fumigatus stellt eine zwar seltene aber bekannte Komplikation dar (Abb. 81a und b). Auch disponieren Bronchiektasien zu sekundärem Pilzbefall. Die diffuse Lungenaspergillose wird nur selten beobachtet.

Erreger. Mehrere Aspergillusarten, vor allem Aspergillus (A.) fumigatus, A. glaucus, A. flavus, A. niger und A. nidulans. In der Pathogenität an erster Stelle steht jedoch der A. fumigatus.

Diagnose. Klinisch läßt sich die Diagnose schwierig, mykologisch jedoch leicht stellen. Die Züchtung des Erregers gelingt einfach, sie besagt aber für die Pathogenitätsbeurteilung nichts. Am sichersten ist der Nachweis der Erreger im Nativpräparat oder histologischen Schnitt. Kulturell wachsen Schimmelpilze mit reichlichem Luftmycel, wodurch die Oberfläche der Kultur ein samtartiges Aussehen von verschiedener Farbe (weiß, bräunlich, gelbgrün, bläulich oder schwarz) erhält.

Andere Schimmelpilzmykosen

Klinisch unterscheiden sich die Penicilliose und Mucormykose nicht wesentlich von der Aspergillose; allerdings wird deren Existenz als eigenes Krankheitsbild noch weit mehr als bei der Aspergillose angezweifelt. Am ehesten haben sie noch eine gewisse pathogene Bedeutung bei den Otomykosen. Hingegen rufen Scopulariopsis- und Cephalosporiumarten gelegentlich an der Haut Krankheitsveränderungen hervor, die einer Tinea ähnlich sind. So kann die Cephalosporiose klinisch einer Tinea pedis und die Scopulariopsidose einer Tinea unguium gleichen.

Therapie. Soweit sich die Infektion auf die Epidermis und deren Anhänge (z. B. Nägel) beschränkt, unterscheidet sich die Therapie nicht wesentlich von der der Tinea. Bei ulcerogummösen oder tumorösen Prozessen kann eine Behandlung mit Kal. jod. versucht werden. Ein chirurgischer Eingriff (z. B. Lobektomie) bei Aspergillom ist jedoch nach Möglichkeit vorzuziehen; eine sicher wirksame antibiotische Therapie gibt es bislang nicht. Actidion oder Amphotericin B können versucht werden. Über die Wirksamkeit des Pimaricin lassen sich noch keine endgültigen Aussagen machen.

IX. Otomykosen

Die Entstehung einer Otomykose setzt meistens eine nässende Otitis externa voraus, da sich die Pilze im feuchten Milieu besser entwickeln können. Erreger sind vor allem Schimmelpilze, vorwiegend Aspergillusarten, seltener Penicillium- und Mucorarten. Bei Trommelfellperforation kann es auch zur Ansiedlung von Pilzen in der Paukenhöhle kommen, wobei Einträufeln von Olivenöl die Infektion begünstigen soll.

Klinik. Im äußeren Gehörgang findet sich je nach Art des Pilzes ein weißgelblicher, bei Mucorarten schwärzlicher und feinkörniger, bei stärkerer Mycelentwicklung auch watteartiger Belag; pilzfreie Bezirke des Gehörgangs weisen dabei normale Beschaffenheit auf oder nässen. Manchmal ist der gesamte Gehörgang handschuhfingerförmig ausgelegt. Neben quälendem Juckreiz können Beschwerden völlig fehlen.

Diagnose. Die Verdachtsdiagnose kann im allgemeinen schon klinisch durch den Spiegelbefund gestellt werden. Ohne Schwierigkeiten lassen sich sonst im Nativpräparat, in Borken oder Schuppen Mycelfäden und Sporen nachweisen. Die Züchtung von Schimmelpilzen bestätigt nicht ohne weiteres das Vorliegen einer Mykose, da Sporen auch saprophytär im äußeren Gehörgang vorkommen können.

Therapie. Pinselungen mit Sol. Pyoktanini oder Sol. Castellani, aber auch 2%igem Salicyl-Spiritus bringen im allgemeinen schnelle Linderung. Als gut erweist sich auch eine weiche 10%ige Borsalbe (Acid. bor. 3,0 Lanolin, Paraff. liqu. āā ad 30,0).

X. Okulomykose

Aus der steigenden Zahl von Veröffentlichungen geht hervor, daß die Pilzinfektionen des Auges ebenso wie die anderen Mykosen in den letzten Jahren zugenommen haben (Hoffmann). Abgesehen von Dermatomykosen an Lidern, Wimpern und Augenbrauen, kommen Mykosen der Tränenwege, der Cornea, der Orbita und intraoculäre Infektion vor. Die Conjunctiva ist teils primär (z. B. Soor-Conjunctivitis) mit pseudomembranösen Auflagerungen, teils sekundär nach Art einer Begleitconjunctivitis beteiligt.

Klinik. Die *Aktinomykose* und *Nocardiose* zählen wohl zu den häufigsten Pilzinfektionen des Auges. Bei der Erkrankung der *Tränenwege* kommt es zum Tränenträufeln des betreffenden Auges, oft begleitet von einer Conjunctivitis. Über der Öffnung des Tränenpünktchens besteht eine mehr oder weniger starke (bis haselnußgroße) Schwellung. Die *Lider* können sekundär von einer Kieferaktinomykose mitbefallen werden. Die *Cornea* erkrankt in einer oberflächlichen (Keratitis superficialis) und einer tiefen Form mit Geschwürbildung und Hypopyon. Bei Erkrankung der *Orbita* sind ein starker Exophthalmus, Fistelbildung sowie harte Infiltrationen der umgebenden Haut typisch. Intraoculare Infektionen werden selten nach Kataraktextraktionen sowie endogen entstanden beobachtet.

Die nächsthäufige Pilzerkrankung ist die *Aspergillose*. Sie führt neben der seltenen Dacryocanaliculitis besonders zur Erkrankung der *Hornhaut*. Neben der leicht verlaufenden oberflächlichen gibt es tiefe infiltrativ-ulceröse Formen, die sich als sehr therapieresistent erweisen können. *Intraoculare* Infektionen kommen nach Perforationen der Hornhaut bei Hornhautulcera sowie nach perforierenden Verletzungen vor. Endogen macht die Aspergillose gern eine metastatische Ophthalmie. Pilzinfektionen durch andere Schimmelpilze (Mucor, Penicillium, Cephalosporum und Scopulariopsis) sind sehr selten.

Die *Candidamykose* des Auges ist vor allem als *Conjunctivitis* und *Keratitis candidamycetica* bekannt. In etwa der Hälfte der Fälle kommt es zu tiefen Hornhautgeschwüren im Sinne eines Ulcus serpens mit Hypopyon, die teils bis zur Perforation führen, sich aber durch neuzeitliche Behandlungsmethoden bei frühzeitiger Erkennung des Vorliegens einer Pilzerkrankung vermeiden lassen. Hierzu gehören vor allem fungistatisch wirksame Antibiotica wie Nystatin und Pimaricin. Cortison hingegen kann die Perforation begünstigen.

Blastomykosen des Auges durch andere Hefepilze, wie Cryptococcus neoformans (Erreger der europäischen Blastomykose) und durch Erreger der nord-

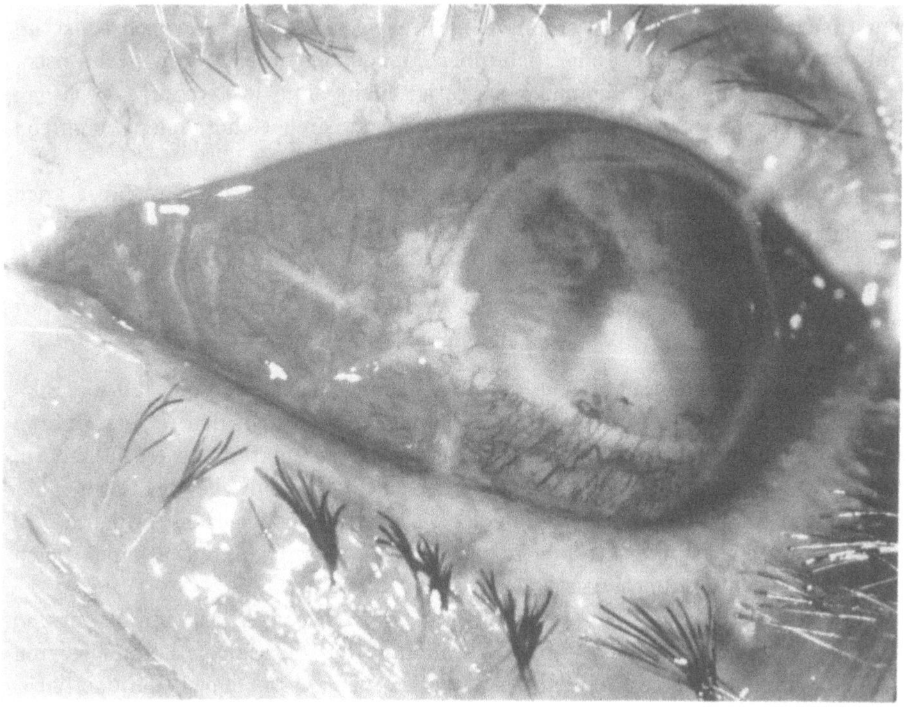

Abb. 82. Oculomykose (durch Sporotrichon Schencki)

und südamerikanischen Blastomykose sind weitaus seltener. Relativ oft kommt es zum Befall der Augenlider bei nordamerikanischer Blastomykose. Augenerkrankungen bei Histoplasmose und Coccidioidomykose sind sehr selten und werden in Europa nicht beobachtet.

Häufiger dagegen ist die *Sporotrichose* des Auges. Sie kommt an sämtlichen Abschnitten des Auges (Tränenwegen, Lidern, Conjunctiva, Cornea und Orbita) vor. Auch intraoculare Infektionen bei Perforationen der Cornea sowie endogene Entzündungen bei allgemeiner Sporotrichose sind verhältnismäßig häufig (Abb. 82). Sie gleicht anderen Pilzinfektionen und ist mykologisch nur durch den Nachweis des Erregers abzugrenzen.

Diagnose. Wichtig ist die Bestätigung der klinischen Verdachtsdiagnose durch Nachweis des Erregers in Nativpräparat und Kultur. Der kulturelle Nachweis erscheint deshalb erforderlich, weil die Therapie mit modernen fungistatischen Antibiotica von der Art des Erregers abhängig ist. Die Materialentnahme, soweit sie nicht das äußere Auge betrifft, bleibt dem Augenarzt vorbehalten.

Therapie. Die Prognose einer Okulomykose ist durchweg ernst, soweit der Augapfel befallen ist. Die Behandlung und deren Kontrolle sollten dem Facharzt überlassen bleiben. Ist die Mykose durch hefeartige Pilze verursacht, kommt Behandlung mit Nystatin oder Pimaricin lokal eventuell kombiniert mit Amphotericin B intravenös in Betracht. Bei Schimmelpilzmykosen sollte Pimaricin lokal, gegebenenfalls zusammen mit Amphotericin B, versucht werden.

Die Aktinomykose und Nocardiose sind mit Penicillin und Sulfonamiden oder auch mit anderen bakteriostatisch wirksamen Antibiotica zu behandeln. Bei der Sporotrichose erweist sich Jodkali in hoher Dosierung zur Zeit noch als Mittel der Wahl. Bei intraokulärer Mykose läßt sich jedoch eine Enucleation kaum vermeiden.

XI. Mykosen und Versicherungsmedizin

Die Pilzerkrankungen sind in der Versicherungsmedizin in verschiedener Hinsicht von Bedeutung. Im wesentlichen können zu einer Anerkennung oder Mitbewertung bei der gutachtlichen Beurteilung führen:

1. Erwerb einer Pilzinfektion bei Ausübung der beruflichen Tätigkeit.
2. Eindringen von Pilzen ins Gewebe nach einer Verletzung.
3. Sekundäre Entstehung einer Pilzerkrankung an der Verletzungsstelle oder auf gewerblich geschädigter Haut.
4. Pilzerkrankungen als „Schrittmacher" für eine Berufserkrankung.
5. Pilzerkrankungen und Wehrdienst.

1. Pilzinfektionen durch Ausübung einer beruflichen Tätigkeit[1]

Die Verhältnisse liegen für die Beurteilung klar, wenn bei Ausübung der beruflichen Tätigkeit eine Übertragung der Pilzerkrankung von Tieren auf den Menschen stattgefunden hat. Hierbei kann ohne Schwierigkeiten die Ziffer 38 der 6. Verordnung in Anwendung gebracht werden. Betroffen werden hiervon in erster Linie Landwirte, Schlachthofpersonal, Viehhändler, Pelztierzüchter, Tierärzte, Tierpfleger. Zurückhaltung ist allerdings bei der Aktinomykose angezeigt, da nach neueren Kenntnissen die Infektion nahezu ausschließlich endogen von saprophytär in der Mundhöhle vorhandenen Actinomyceten aus erfolgt. Bei angeblicher Übertragung vom Tier aus müßte kulturell als Erreger Actinomyces bovis nachgewiesen werden.

Schwieriger ist die Beurteilung, wenn es sich um eine Mykose handelt, die nicht von Tieren auf den Menschen, sondern von Mensch zu Mensch oder indirekt über ein Milieu, z. B. Badeanstalt, Waschkauen, erfolgt. Hier ist die Anerkennung unter der Voraussetzung, daß der Infektionsweg nachgewiesen oder zumindest überwiegend wahrscheinlich gemacht werden kann, auf den unter Ziffer 37 der 6. Verordnung angegebenen Personenkreis beschränkt. Grundsätzlich sollte man aber bei der Beurteilung, ob eine Tinea an Händen und Füßen durch berufliche Tätigkeit entstanden ist oder nicht, wegen der großen Verbreitung dieser Pilzerkrankungen sehr zurückhaltend sein.

Ohne Zweifel gibt es Berufe (z. B. Bergleute, Arbeiter in Süßwarenfabriken und Konditoreien), in denen eine Tinea an Füßen und Händen häufiger vorkommt als im Bevölkerungsdurchschnitt. Dies hängt einerseits mit der größeren Infektionsmöglichkeit, z. B. in Waschkauen, andererseits mit begünstigenden Faktoren durch besondere Milieuverhältnisse zusammen. So führt das Tragen von Gummistiefeln zu vermehrter Fußschweißbildung, die für das Angehen einer Pilzinfektion

[1] Auszug aus der 6. Verordnung über die Ausdehnung der Unfallversicherung auf Berufskrankheiten, vgl. Anhang.

das günstige, feuchte Mikromilieu schafft. Darüber hinaus vermag auch ein ungünstiges Makromilieu (z. B. Untertagearbeit) im Bergbau durch allgemein vermehrtes Schwitzen eine Infektion, speziell an intertriginösen Hautstellen (Leistenbeuge, Achselhöhle), zu fördern. Trotz dieser zweifellos erhöhten Infektionsgefährdung ist einerseits wegen der allgemeinen Verbreitung der „humanen" Pilzerkrankungen und somit vielseitigen Möglichkeit, sich auch außerhalb des Betriebes zu infizieren, andererseits wegen der grundsätzlichen Heilbarkeit der Mykosen eine Anerkennung als entschädigungspflichtige Berufskrankheit nicht möglich. In Grundsatzentscheidungen höchster Gerichte ist dies stets abgelehnt worden. Hier können nur die unter 4 angeführten Möglichkeiten unter Heranziehung des § 5 in Anwendung gebracht werden.

2. Pilzinfektionen durch Verletzungen

Auch hierbei liegen die Verhältnisse im allgemeinen für die Beurteilung klar, wenn die Pilzinfektion an der Verletzungsstelle und in unmittelbar zeitlichem Zusammenhang auftritt. Dabei muß berücksichtigt werden, daß bei manchen Pilzerkrankungen lange Inkubationszeiten bestehen (bis zu einem Jahr und mehr) und manche auf der Haut- und Schleimhautoberfläche vorkommenden fakultativ pathogenen Pilze erst beim Eindringen in das Gewebe pathogen werden können. Üblich ist dieser Infektionsmodus bei der Nocardiose, die als Mycetom in den Subtropen und Tropen relativ oft vorkommt. Verletzungen an Dornen oder Holzsplittern können zur Pilzerkrankung führen. Bei den europäischen Mykosen ist dies jedoch seltener der Fall. In Frage kommt ein derartiger Infektionsmodus bei der Sporotrichose (Holzsplitter), bei der Aktinomykose (Gesichts- und Bauchverletzungen), bei den Schimmelpilzmykosen im allgemeinen nur bei perforierenden Augenverletzungen.

3. Sekundäre Pilzinfektionen an Verletzungsstellen oder auf gewerblich geschädigter Haut

Nicht immer eindeutig liegen die Verhältnisse für eine gutachtliche Beurteilung bei sekundär entstandenen Pilzinfektionen. Außer bei den Dermatomykosen wird man wohl lediglich bei der Aktinomykose noch in dieser Frage vor eine gutachtliche Entscheidung gestellt. So können bei einer primär bestehenden Aktinomykose durch Verletzungen zusätzlich an der Verletzungsstelle als einem „locus minoris resistentiae" aktinomykotische Abscesse auftreten. Ähnlich liegen die Verhältnisse z. B. bei Frakturen an den Extremitäten, wo sich unter dem Gipsverband durch ungünstige Belüftungsverhältnisse und Änderung des Mikroklimas (Feuchtigkeit und Wärme) zusätzlich, von einer Tinea pedum oder manuum ausgehend, eine Pilzinfektion entwickeln kann.

Auch sekundäre Dermatomykosen auf einem Gewerbeekzem der Hände müssen meistens versicherungsrechtlich anerkannt werden, insbesondere dann, wenn eine Herabsetzung der Alkaliresistenz auf eine Schädigung des Säuremantels der Haut hinweist. Zeitweise kann hierdurch die Minderung der Erwerbsfähigkeit heraufgesetzt werden. Nachuntersuchungen zur Überprüfung der Verhältnisse sind nach Abschluß eines Heilverfahrens erforderlich.

4. Pilzerkrankungen als Schrittmacher einer Allergie bei Berufsdermatosen

Die Frage, ob eine Pilzerkrankung das Auftreten einer Allergie — speziell gewerblich bedingter Ekzeme — begünstigen kann, wird nicht einheitlich beurteilt. In jedem Fall sollte man hier in der versicherungsrechtlichen Beurteilung eher zurückhaltend sein. Man kann aber nicht abstreiten, daß eine entzündliche Mykose die Entstehung eines allergischen Ekzems fördert und auf dem Wege einer Parallergie (z. B. bei Penicillinüberempfindlichkeit) eine Berufsdermatose erheblich verschlimmert. Speziell die Penicillinallergie wird bei Patienten mit Pilzerkrankungen häufiger beobachtet. Liegt eine Tinea oder ein Mykid an Händen oder Füßen vor und besteht der Verdacht, daß ein gewerbliches Ekzem entstehen kann, so ist dringend eine Abheilung anzustreben. Dabei kann der Berufsgenossenschaft die Anwendung des § 5, 1a empfohlen werden. Zur Begründung genügt der Hinweis, daß Pilzerkrankungen die Empfindlichkeit der Haut allgemein zu steigern und unter Umständen einer Allergie gegen Berufsstoffe Vorschub zu leisten vermögen.

Bei jeder versicherungsrechtlichen Beurteilung ist zu berücksichtigen, daß Pilzerkrankungen grundsätzlich heilbar sind und daher nur zur vorübergehenden Arbeitsunfähigkeit führen. Mit modernen Antibiotica lassen sich die Behandlungszeiten unter Umständen erheblich abkürzen. Manchmal kann ein vorübergehender Arbeitsplatzwechsel angezeigt sein, besonders dann, wenn die Haut sehr reizbar ist.

5. Pilzkrankheiten und Wehrdienst

Treten Pilzerkrankungen nach Schuß- oder Granatsplitterverletzungen an der Verletzungsstelle auf, so ist die versorgungsrechtliche Beurteilung klar. Schwierig wird es allerdings, wenn Pilzerkrankungen während eines länger dauernden Krieges oder während der Gefangenschaft erworben wurden. Bei den Dermatomykosen hat der Gesichtspunkt zu gelten, daß wegen der weiten Verbreitung dieser Pilzerkrankungen durchweg die Infektion als schicksalsbedingt anzusehen ist. Man wird im Einzelfall doch zu überlegen haben, ob infolge fehlender oder unzureichender Behandlungsmöglichkeiten eine Mykose als Wehrdienstentschädigung im Sinne einer Verschlimmerung anerkannt werden kann. Dies hat aber im allgemeinen nur für die Gewährung einer Heilbehandlung *zeitlich begrenzt* zu geschehen. Von der Gewährung einer Dauerrente ist — wie dies manchmal bei einer Nagelpilzerkrankung geschieht — in jedem Fall Abstand zu nehmen.

6. Ausdehnung der Unfallversicherung auf Berufskrankheiten

Auszug aus der 6. Verordnung über die Ausdehnung der Unfallversicherung auf Berufskrankheiten, die direkt oder indirekt bei der gutachtlichen Beurteilung der Pilzerkrankungen angewandt werden können:

D. Durch Infektionserreger oder Parasiten verursachte Krankheit

37. Infektionskrankheiten. (Der Personenkreis ist jedoch eingeschränkt auf Krankenhäuser, Heil- und Pflegeanstalten, Entbindungsheime und sonstige Anstalten, die Personen zur Kur und Pflege aufnehmen, ferner Einrichtungen

und Tätigkeiten in der öffentlichen und freien Wohlfahrtspflege und im Gesundheitsdienst, sowie Laboratorien für wissenschaftliche oder medizinische Untersuchungen und Versuche.)

38. Von Tieren auf Menschen übertragbare Krankheiten.

Hauterkrankungen

46. Schwere und wiederholt rückfällige Hauterkrankungen, die zur Aufgabe der beruflichen Beschäftigung oder jeder Erwerbsarbeit gezwungen haben, gegebenenfalls kann der § 5 der Berufskrankheiten-VO angewandt werden.

§ 5

(I) Besteht für einen Versicherten bei einer Weiterbeschäftigung in dem Unternehmen die Gefahr, daß eine Berufskrankheit entsteht, wieder entsteht oder sich verschlimmert, so soll der Versicherungsträger

a) ihm nötigenfalls Krankenbehandlung gewähren,

b) ihn zur Unterlassung dieser Beschäftigung anhalten und ihm zum Ausgleich einer hierdurch verursachten Minderung seines Verdienstes oder sonstiger wirtschaftlicher Nachteile eine Übergangsrente bis zur Hälfte der Vollrente oder ein Übergangsgeld bis zur Höhe des Betrages der halben Jahresvollrente gewähren.

Anhang

Außereuropäische Mykosen

Die außereuropäischen Mykosen sollen an dieser Stelle, zumal sie nur gelegentlich in Europa zur Beobachtung kommen, nur mit einigen wichtigen klinischen und mykologischen Daten aufgeführt werden.

Dermatomykosen

Drei Sonderformen kommen in den tropischen und subtropischen Gebieten vor, und zwar die Tinea imbricata, die Trichophytie durch Trichophyton ferrugineum und die Tinea nigra.

Die *Tinea imbricata* (Erreger: Trichophyton concentricum) kommt im Verbreitungsgebiet der Kokospalme vor und ist klinisch durch konzentrische, bräunlich-rötliche, gering schuppende Ringe vor allem am Stamm lokalisiert. *Behandlung:* Wie andere Tineaerkrankungen; auch Griseofulvin wirkt gut.

Die durch *Trichophyton ferrugineum* verursachte, in den Tropen vorkommende Dermatomykose gleicht weitgehend dem Bilde einer Mikrosporie und befällt Kinder bis zum 14. Lebensjahr. *Behandlung:* Wie bei der Mikrosporie.

Die *Tinea nigra* (auch Chladosporiose, Erreger: Chladosporium Wernecki) kommt vorwiegend im feuchtwarmen Klima vor. Klinisch bestehen schwärzliche, wenig schuppende, rundliche Flecke. Die Erkrankung macht keine Beschwerden. *Behandlung:* Übliche Antimykotica, auch Originalpräparate.

Blastomykosen

Außer der ausführlicher besprochenen europäischen Blastomykose (Cryptococcosis) gibt es vorwiegend in Nord- und Südamerika zwei hiervon verschiedene Formen.

Die *nordamerikanische Blastomykose* (auch Blastomycosis Typ Gilchrist, Erreger: Blastomyces dermatitidis) ruft an der Haut Abscesse, Ulcerationen sowie papillomatöse Wucherungen hervor, die zentral nach Ulceration narbig abheilen können. Primäre Herde der Haut bleiben entweder lokalisiert, manchmal mit randständigen, miliaren Abscessen oder sie breiten sich lymphogen oder hämatogen aus. Das Allgemeinbefinden ist meist ungestört, zeitweise treten jedoch Fieberschübe, Übelkeit und Kopfschmerzen auf. Außer der Haut werden die Lungen befallen. Bei der Lungenblastomykose unterscheidet man zwei Formen: Die akute Verlaufsform ist selten und gleicht einer Pneumonie; die weit häufigere chronische Form ähnelt einer subakuten Infektion des Respirationstraktes mit ebenfalls uncharakterischen Symptomen und Röntgenbefund. Sehr selten ist die disseminierte Form, bei der es in unterschiedlicher Häufigkeit neben Hautabscessen zum Befall sämtlicher Organe einschließlich des Zentralnervensystems kommen kann. *Behandlung:* Amphotericin B und Stilbamidin. Selbst disseminierte Formen können unter dieser Therapie abheilen.

Die *südamerikanische Blastomykose* (auch Paracoccidioidomykose oder Lutzsche Krankheit bzw. Morbus Lutz-Splendore-Almeida, Erreger: Blastomyces (Paracoccidioides) brasiliensis) kommt vorwiegend in Südamerika, speziell in Brasilien, vor. Es erkranken Haut, Schleimhaut und innere Organe. Das klinische Bild ist sehr vielgestaltig. Neben papulopustulösen findet man granulomatöse und tuberoulceröse Veränderungen sowie eine Glossitis und Bronchitis. Auch Lymphknoten können intensiv mitbefallen werden, so daß man neben einer Haut- und Schleimhautform eine Lymphknotenform unterscheidet. Bei der visceralen Erkrankung werden in unterschiedlicher Häufigkeit sämtliche Organe betroffen. Hierbei sind die Symptome je nach Lokalisation unterschiedlich und immer uncharakteristisch. *Behandlung:* Vorwiegend Sulfonamide, aber auch Amphotericin B.

Eine Sonderform der südamerikanischen Blastomykose ist die Jorge-Lobo-Blastomykose (auch Keloid-Blastomykose), die durch hypertrophe Narben und Keloide charakterisiert ist [Erreger: Glenosporella (Loboa) loboi]. Da sie an der Haut lokalisiert bleibt, hat die chirurgische Excision den Vorzug in der Behandlung.

Chromomykose

Die Chromomykose (auch Dermatitis verrucosa, Erreger: Phialophora- oder Hormodendrumarten) ist eine gutartige, vorwiegend in Südafrika und Südamerika auftretende Mykose der Haut, die nur ausnahmsweise die inneren Organe befällt. Aus einem rötlich-violetten Knoten entwickeln sich Ulcera mit verrucösen Auflagerungen, die zur Bezeichnung Dermatitis verrucosa geführt haben. *Behandlung:* Chirurgische Excision (elektrisch), intern: Jodkali, Vitamin D, INH und Amphotericin B.

Histoplasmose

Bei der Histoplasmose (Erreger: Histoplasma capsulatum) erkrankt das reticuloendotheliale System. Die Haut wird meistens als *primäre* Eintrittspforte betroffen. Die Läsion gleicht einem Primäraffekt mit regionaler Lymphadenitis. Häufigster Sitz der Erkrankung ist jedoch die Lunge. Klinisch und röntgenologisch ist das Bild immer uncharakteristisch, am ähnlichsten jedoch der Lungentuberkulose; zusätzliche Ulcerationen der Mundhöhle und des Darmes begleiten oft Lungenkompikationen. Ferner sind Milz- und Lebervergrößerungen hierbei keine Seltenheit. *Behandlung:* Amphotericin B.

Coccidioidomykose

Die Coccidioidomykose (auch Valley-Fieber, Wüstenrheumatismus, Erreger: Coccidiodes immitis) wird vor allem in Mittelamerika und den angrenzenden Teilen von Nord- und Südamerika beobachtet. In erster Linie werden die Lungen (uncharakteristisch) und die Haut in Form von Granulomen und verrukösen Knoten oder subcutanen Abscessen befallen. Selten ist die disseminierte Form. *Behandlung:* Eine sicher wirksame innere Therapie ist nicht bekannt. Im allgemeinen kommt chirurgische Excision, andernfalls Vaccinetherapie in Betracht.

Rhinosporidiose

Die Rhinosporidiose (Erreger: Rhinosporidium) tritt in den Tropen und Subtropen, besonders in Indien und Südamerika auf. Im Bereich des Respirationstraktes treten polypöse, manchmal exzessive Wucherungen auf. *Behandlung:* Chirurgisch, Antimonpräparate.

Maduromykose

Die Maduromykose (Madurafuß) ist identisch mit dem Mycetom und wird durch verschiedenste Fadenpilze und Nocardien verursacht. Klinisch zeigen sich multiple, meist fistelnde Abscesse bevorzugt am Fuß, die zu unförmigen Veränderungen führen können. *Behandlung:* Jod, Sulfonamide, Antibiotica, vorwiegend jedoch chirurgisch.

Literatur

Handbuchdarstellungen

JADASSOHN, J.: Handbuch der Haut- und Geschlechtskrankheiten, Bd. XI: Dermatomykosen. Berlin: Springer 1928; hier ausführl. Angaben der älteren Literatur. Ergänzungsbände zum gleichen Handbuch Bd. IV/3: Die Pilzkrankheiten der Haut durch Dermatophyten; Bd. IV/4: Die Pilzkrankheiten der Haut durch Hefen, Schimmel, Aktinomyceten und verwandte Erreger; Bd. V/1B Die Antimykotica. — Handbuch der inneren Medizin, Bd. I/1 Die Mykosen. Berlin-Göttingen-Heidelberg: Springer 1952. — Im Ergänzungsband IV/3 werden von GÖTZ „Die Pilzerkrankungen der Haut durch Dermatophyten" besprochen. Hier wie in allen Handbuchbänden eine nahezu vollständige Literaturübersicht. — Im Bd. IV/4 sind nachfolgende Kapitel abgehandelt: KÄRCHER, K. H.: Die Candidamykose (Candidosis, Candidiasis, Moniliasis, Oidiomykose), S. 1; Zur Begriffsbestimmung der Blastomykosen. S. 75; Die europäische Blastomykose von BUSSE-BUSCHKE (Cryptococcose, Torulose) S. 79; GOLDMAN, L., u. J. SCHWARZ: Die Nordamerikanische Blastomykose S. 97; AZULAY, R. D.: Die Südamerikanische Blastomykose (Lutz-Mykose) S. 120; Die Blastomykose vom Typ Jorge Lobo S. 175; KÄRCHER, K.: Die Geotrichose S. 197; Die sog. Schizosacharomykose S. 204; Durch verschiedene Hefen bedingte Dermatosen S. 207; SCHWARZ, J., u. L. GOLDMAN: Die Histoplasmose der Haut und Schleimhäute S. 224; KADEN, R.: Die Sporotrichose S. 240; Die Coccidioidomykose (Granuloma coccidioides, Granuloma coccidioidale, Talfieber, Wüstenrheumatismus, San Joaquin-Fieber, Posada-Wernicke-Krankheit) S. 285; Die Rhinosporidiose S. 317; Die Schimmelpilzdermatosen S. 332; LAVALLE, P.: Chromomykose S. 367; RAMOS e SILVA, J.: Die Keratophytia nigra (Tinea nigra) S. 436; PRADO SYMPAIO, S. A.: Die Piedra S. 452; LATAPI, F.: Das Mycetom S. 463; FEGELER, F.: Die Aktinomykose S. 527; Nocardiose S. 589; Trichomycosis palmellina S. 596; Erythrasma S. 600; SEELIGER, H. P. R.; Immunbiologisch-serologische Nachweisverfahren bei Pilzerkrankungen S. 605. — Im Bd. V/1B werden von H. RIETH ausführlich „Die Antimykotica" besprochen S. 1172.

Monographien und Übersichtsberichte

AINSWORTH, G. C., and AUSTWICK: Fungal diseases of animals. Commenwealth Agricultural Bureaux, Farnham Royal Bucks, 1. ed. 1959.

—, and G. R. BISBY: A dictionary of the fungi. Kew, 2. ed. Imperial Mycological Institute 1950.

ALEXOPOULOS, J. C.: Einführung in die Mykologie. Stuttgart: Gustav Fischer 1966.

ANSEL, M.: Mycoses et champignons parasites de l'homme. Paris: Doin & Cie. 1957.

BADER, G.: Die viszeralen Mykosen. Jena: Gustav Fischer 1965.

BENEDEK, T.: Moniliasis. A Handbook of tropical dermatology, chapt. 65, edit. by R. D. G. PH. SIMONS. Amsterdam-New York-Houston-London: Elsevier Publ. Co. 1953.

BRUHNS, C., u. A. ALEXANDER: Grundriß der mykologischen Diagnostik. Berlin: Springer 1932.

CHMEL, L.: Studia o Epidemiólogii a experimentálnej Terapii Dermatomykoz, Bratislava: Vydavatel'stvo slovenskej Akadémie Vied 1964.

CONANT, N. F., D. T. SMITH, R. D. BAKER, J. L. CALAWAY, and D. S. MARTIN: Manual of clinical mycology. Philadelphia and London: W. B. Saunders Co. 1954.

COUDERT, J.: Guide pratique de mycologie médicale. Paris: Masson & Cie. 1955.

DELITSCH, H.: Systematik der Schimmelpilze. In: A. LEMBKE, Ergebnisse der theoretischen und angewandten Mikrobiologie, Bd. I. Neudamm: J. Neumann 1943.

EMMONS, C. W.: Medical mycology. Trans. Brit. mycol. soc. **30**, 40 (1948).

EMMONS, CH. W., CH. H. B. FORD, and J. P. UTZ: Medical mykology, Philadelphia: Lea & Febiger 1963.

FEJÉR, E., D. OLAH, S. SZATHMARI, L. SZODORAY u. J. URI: Medizinische Mykologie und Pilzkrankheiten. Budapest: Akadémiai Kiodó 1966.

GÄUMANN, E.: Die Pilze, Basel: Birkhäusen 1949.
GAUSE, G. F.: Zur Klassifizierung der Actinomyceten. Jena: Gustav Fischer 1958.
GOHAR, N., and PH. MANSON-BAHR: Mycosis and practical mycology. London: Ballière, Tindall & Cox 1948.
HAZEN, E. L., and C. REED: Laboratory indentification of pathogenic fungi simplified. Springfield (Ill.): Ch. C. Thomas 1955.
JACOBSON, H. P.: Fungous diseases. A clinico-mycological text. Springfield (Ill.): Ch. C. Thomas 1932.
KALKOFF, K. W., u. D. JANKE: Mykosen der Haut. In: Dermatologie und Venerologie, Bd. II, Teil 2, S. 991, herausgeg. von H. A. GOTTRON u. W. SCHÖNFELD. Stuttgart: Georg Thieme 1958.
LANGERON, M., et R. VANBREUSEGHEM: Précis de Mycologie, 2. ed. Paris: Masson & Cie. 1952.
LEWIS, G. M., M. E. HOPPER, J. W. WILSON, and O. A. PLUNKETT: An introduction to medical mycology. Chicago: The Year Book Publ. 1958.
LINDAU, G.: Die mikroskopischen Pilze. Berlin: Springer 1922.
LITTMANN, M. L., and L. E. ZIMMERMANN: Cryptococcosis. New York and London: Grune & Stratton 1956.
LODDER, J., and N. J. W. KREGER VAN RIJ: The yeasts. New York: Interscience 1952.
MOSS, E. S., and A. L. MC QUOWN: Atlas of medical mycology. Baltimore: Williams & Wilkins Co. 1953.
NICKERSON, W. J.: Biology of pathogenic fungi. Waltham Mass.: Chronica Botanica Co. 1947.
POLEMANN, G.: Klinik und Therapie der Pilzkrankheiten. Stuttgart: Georg Thieme 1961.
RIDDELL, R. W., and G. T. STEWART: Fungous diseases and their treatment. London: Butterworth & Co. 1958.
SEELIGER, H. P. R.: Mykologische Serodiagnostik. Leipzig: Johann Ambrosius Barth 1958.
SIMONS, R. D. G.: Medical mycology. Amsterdam Elsevier Publ. Co. 1954.
SKINNER, C. E., C. W. EMMONS, and H. T. TSUCHIYA: Hinrici's molds, yeasts and Actinomycetes, 2. ed. New York: J. Wiley & Sons 1947.
SWARTZ, J. H.: Elements of medical mycology, 2. ed. New York: Grune È Stratton 1949.
THOM, C., and K. B. RAPER: A manual of the Aspergilli. Baltimore: Williams & Wilkins Co. 1945.
WAKSMAN, S. A.: The actinomycetes. Waltham, Mass.: Chronica Botanica Co. 1950.
WEGEMANN, T.: Pilzkrankheiten der inneren Organe. In: G. POLEMANN, Klinik und Therapie der Pilzkrankheiten. Stuttgart: Georg Thieme 1961.
WILSON, J. W.: Clinical and immunologic aspects of fungous diseases. Springfield (Ill.): Ch. C. Thomas 1957.
WINKLE, ST.: Mikrobiologische und serologische Diagnostik, 2. Aufl. Stuttgart: Gustav Fischer 1955.

Sachverzeichnis

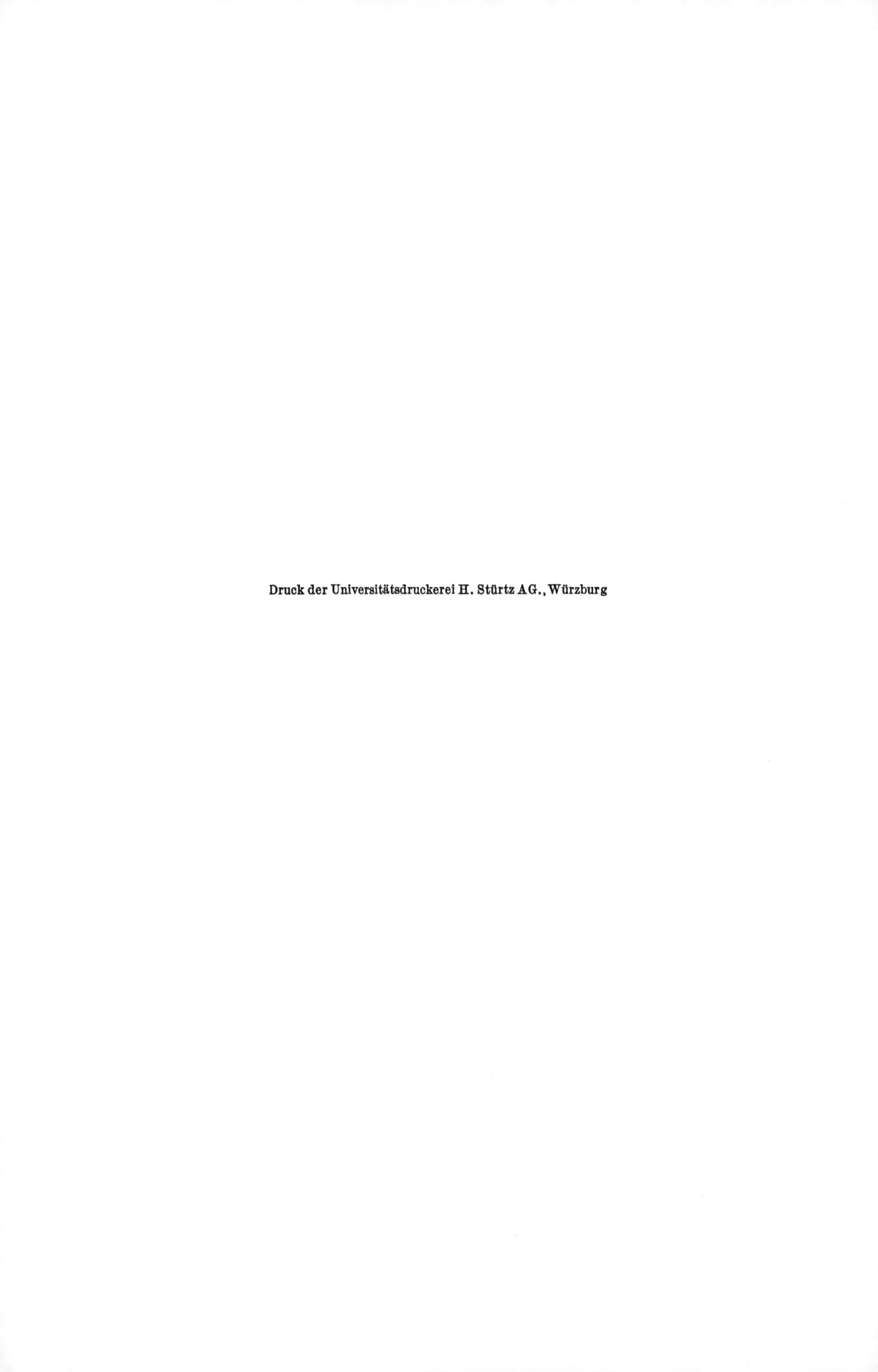

Druck der Universitätsdruckerei H. Stürtz AG., Würzburg